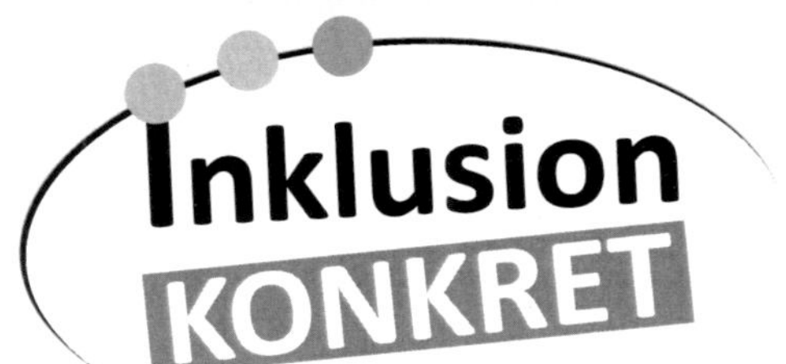

Anni Kolvenbach

Unsere Ernährung

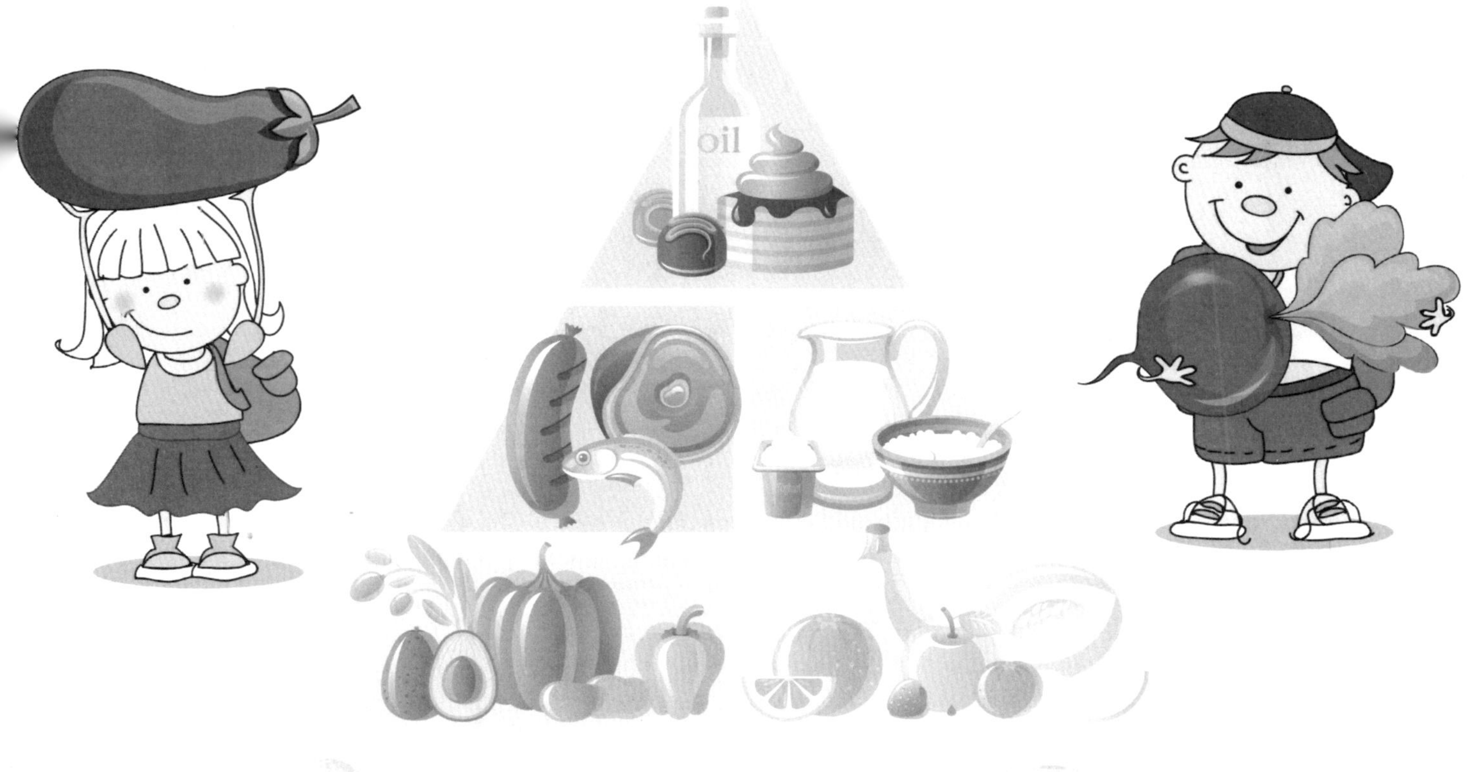

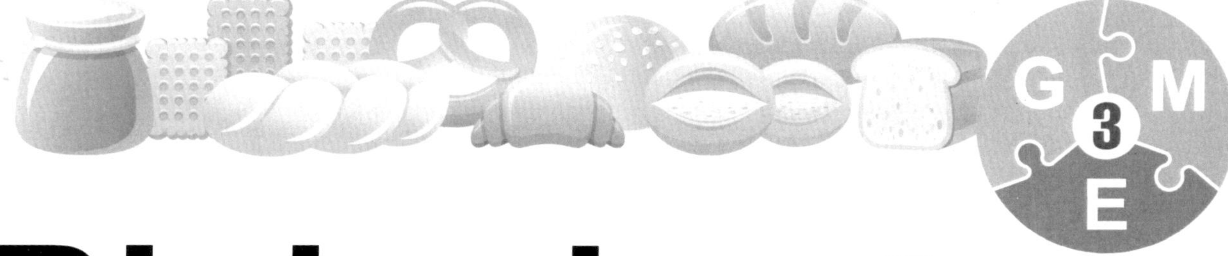

15 **Biologie**

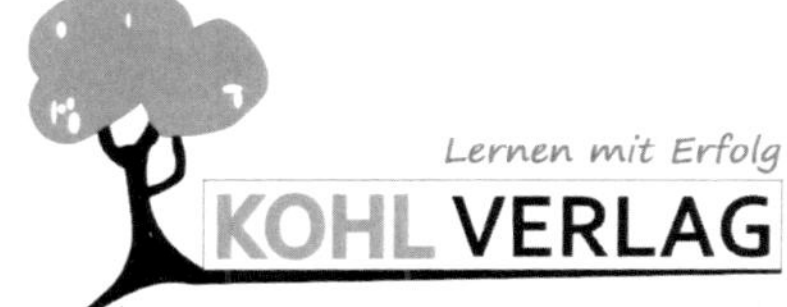

Unsere Ernähung

Sonderpädagogisches Fördermaterial LE (Band 15)

3. Auflage 2025

Inhalt: Anni Kolvenbach
Coverbild: © virinaflora, volondoff & Olga Che - AdoebStock.com
Redaktion: Kohl-Verlag
Grafik & Satz: Kohl-Verlag
Druck: Druckerei Flock, Köln

Bestell-Nr. 12 873

ISBN: 978-3-98558-231-0

Bildquellen © AdobeStock.com:

S.4: Yakari MISHIMA; **S. 5-12, 14:** Александр Ковалёв, Serkan, Bitter, Rawpixel.com, ElConsigliere, Liudmila Samofalova, alicefoxartbox, Handini_Atmodiwiryo, イロイロ, pronick, sato00, dante1969, Evgenija; **S. 8:** Ko hamari; **S.11/12:** nezezon; **S. 12/13:** 奈津子 川上; **S. 14:** Leonie; **S. 16:** koltsova, Bitter; **S. 17-19:** Alexander Pokusay, TOMOKI; **S. 20-22:** natali_mya, Ann Lukashenko; **S. 23-25:** dante1969, Evgenija; **S. 25:** glowonconcept; **S. 26-28:** anitapol, Hanna, Insdes, tada, koltsova; **S. 29-31:** Julia, Ko hamari, Bitter; **S. 32:** luismolinero, virinaflora

Kontakt: Kohl-Verlag, An der Brennerei 37-45, 50170 Kerpen
Tel: +49 2275 331610, Mail: info@kohlverlag.de

Unsere Lizenzmodelle

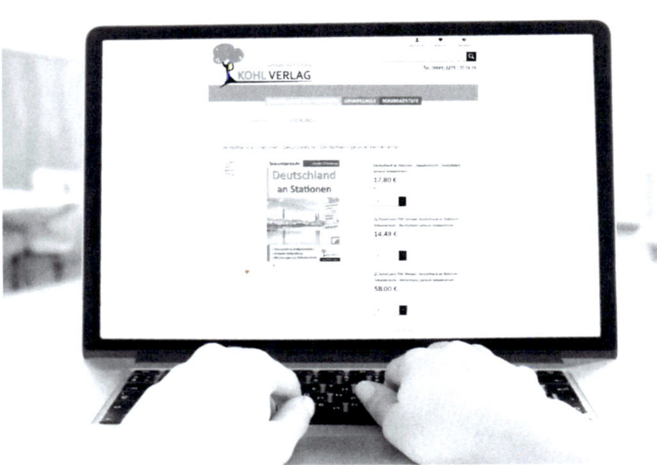

Der vorliegende Band ist eine Print-Einzellizenz

Sie wollen unsere Kopiervorlagen auch digital nutzen? Kein Problem – fast das gesamte KOHL-Sortiment ist auch sofort als PDF-Download erhältlich! Wir haben verschiedene Lizenzmodelle zur Auswahl:

	Print-Version	PDF-Einzellizenz	PDF-Schullizenz	Kombipaket Print & PDF-Einzellizenz	Kombipaket Print & PDF-Schullizenz
Unbefristete Nutzung der Materialien	x	x	x	x	x
Vervielfältigung, Weitergabe und Einsatz der Materialien im eigenen Unterricht	x	x	x	x	x
Nutzung der Materialien durch alle Lehrkräfte des Kollegiums an der lizensierten Schule			x		x
Einstellen des Materials im Intranet oder Schulserver der Institution			x		x

Die erweiterten Lizenzmodelle zu diesem Titel sind jederzeit im Online-Shop unter www.kohlverlag.de erhältlich.

Inhalt

KOHL VERLAG Unsere Ernährung - Best.-Nr. 12 873

Vorwort

Liebe Kolleginnen und Kollegen,

das Feld „Inklusion" rückt immer mehr in den Bereich der Regelschulen und gerade in den naturwissenschaftlichen Fächern ist das Material rar. Das hat mich ermutigt, mein über Jahre gesammeltes Material neu zu sortieren und zu veröffentlichen.

DAS Kind mit einer Lernbehinderung gibt es nicht; der Grad der Lerneinschränkung ist so unterschiedlich, wie die Kinder selbst.

Nur, welche Anforderungen müssen die Kinder an einer Regelschule leisten? Wie hoch darf ich meinen Anspruch „schrauben"? Wie weit muss ich in meinen Erwartungen runter gehen? Diese Fragen stellt man sich meist, wenn man ein Kind mit einer Lerneinschränkung nun in einem Klassenverband der Regelschule sitzen hat.
Die Antwort ist eigentlich recht einfach: Die zu bietenden Leistungen des Kindes sind der Anspruch der Lehrer•in. Viel zentraler ist, dass die Kinder dabei sind, dass das Thema das Gleiche ist.

Dazu ein kurzes Beispiel: Die Klasse liest im Biologiebuch etwas zur Ernährungspyramide. Die SuS bearbeiten die Aufgaben und übertragen ggf. Abbildungen in ihr Heft. Schon beim Lesen beginnt oft die Hürde für ein Kind mit einer Lernbehinderung. Andere können „vorlesen" und erfassen den inhaltlichen Sinn nicht, andere könnten den Inhalt erfassen, wenn der Text etwas einfacher und kürzer wäre. Aber was das Wesentliche ist: Alle Kinder beschäftigen sich mit dem gleichen Thema, nur jedes auf eine andere Art und Weise.

Da Sie die Kinder mit einer Lerneinschränkung am besten beurteilen können, haben wir jedes Thema in drei Niveaustufen aufbereitet. Die Ampel signalisiert die Niveaustufen von 1 (ganz grundlegendes Niveau) bis 3 (inhaltlich selbst erfassendes Niveau).

Und nun wünschen wir Ihnen viel Erfolg beim Einsatz unserer Kopiervorlagen- und Ideensammlung.

Der Kohl-Verlag und

Anni Kolvenbach

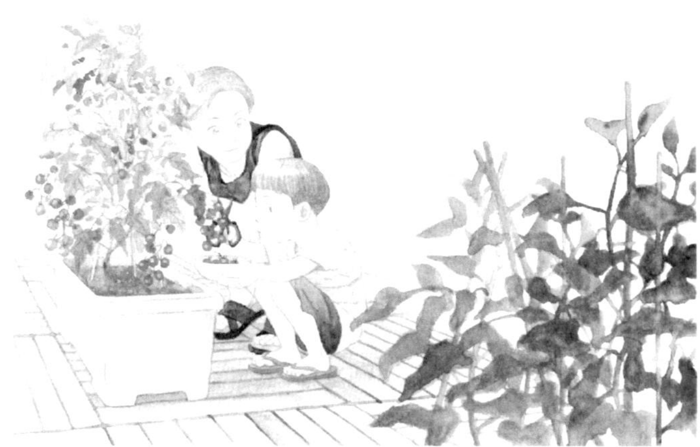

Name: ______________________________

Klasse: ______________________________

Die Ernährungspyramide

Aufgabe: Male die Lebensmittel in der Ernährungspyramide aus.

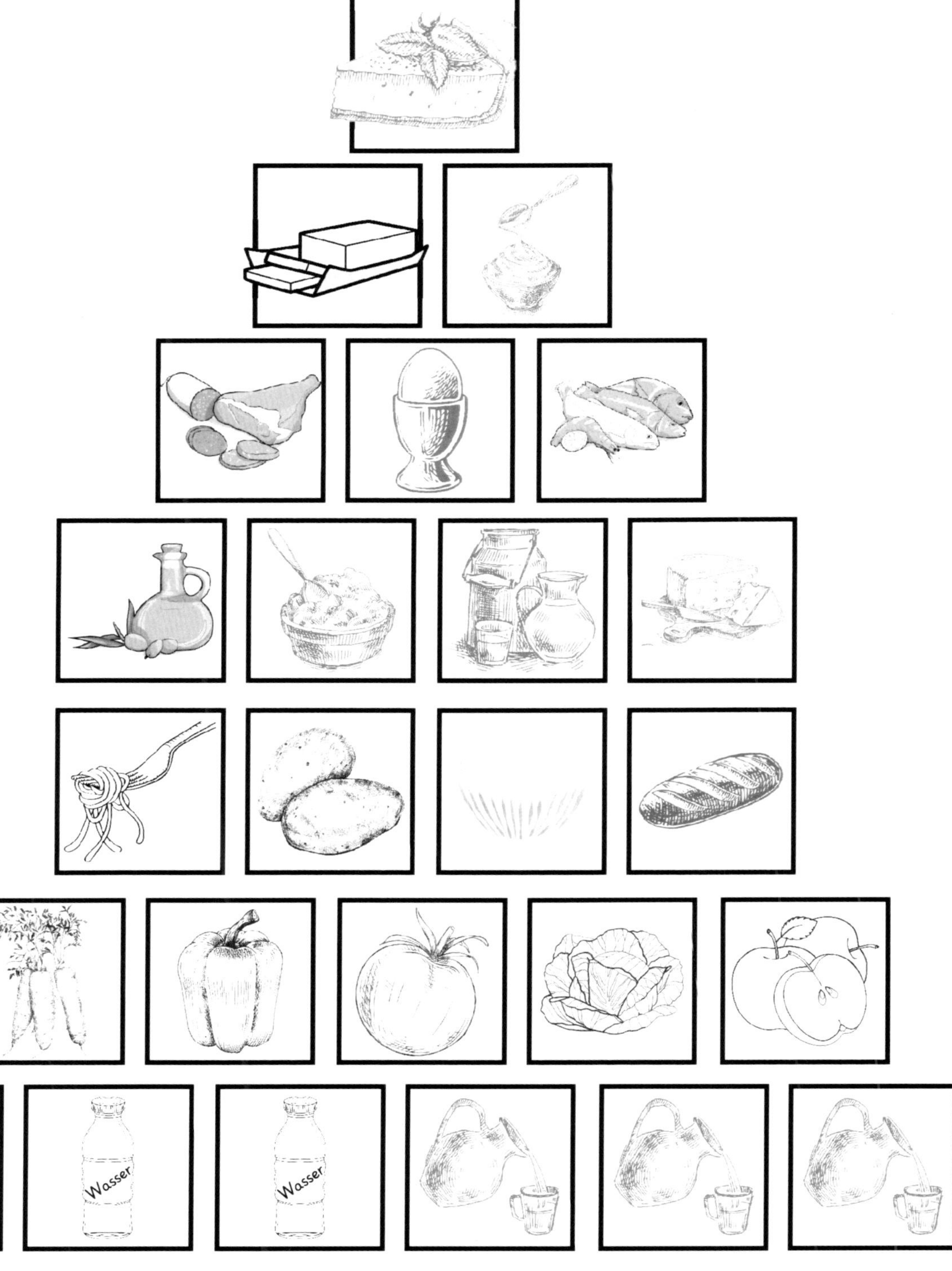

KOHL VERLAG Unsere Ernährung – Best.-Nr. 12 873

Name: ________________________________

Klasse: ________________________________

Die Ernährungspyramide

Aufgabe: Male aus und verbinde.

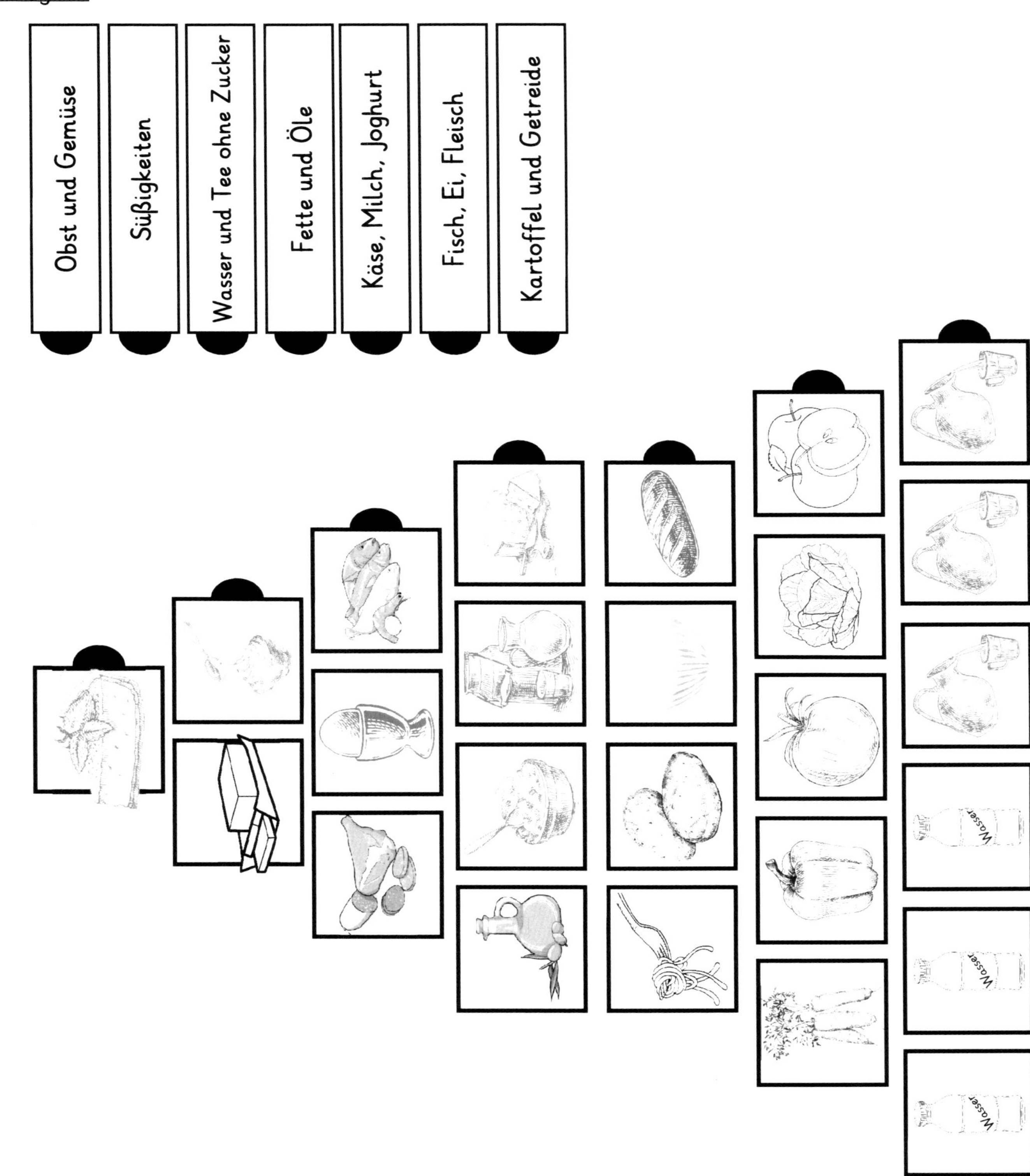

Name: ____________________

Klasse: ____________________

Die Ernährungspyramide

Aufgabe: Ergänze die Lücken.

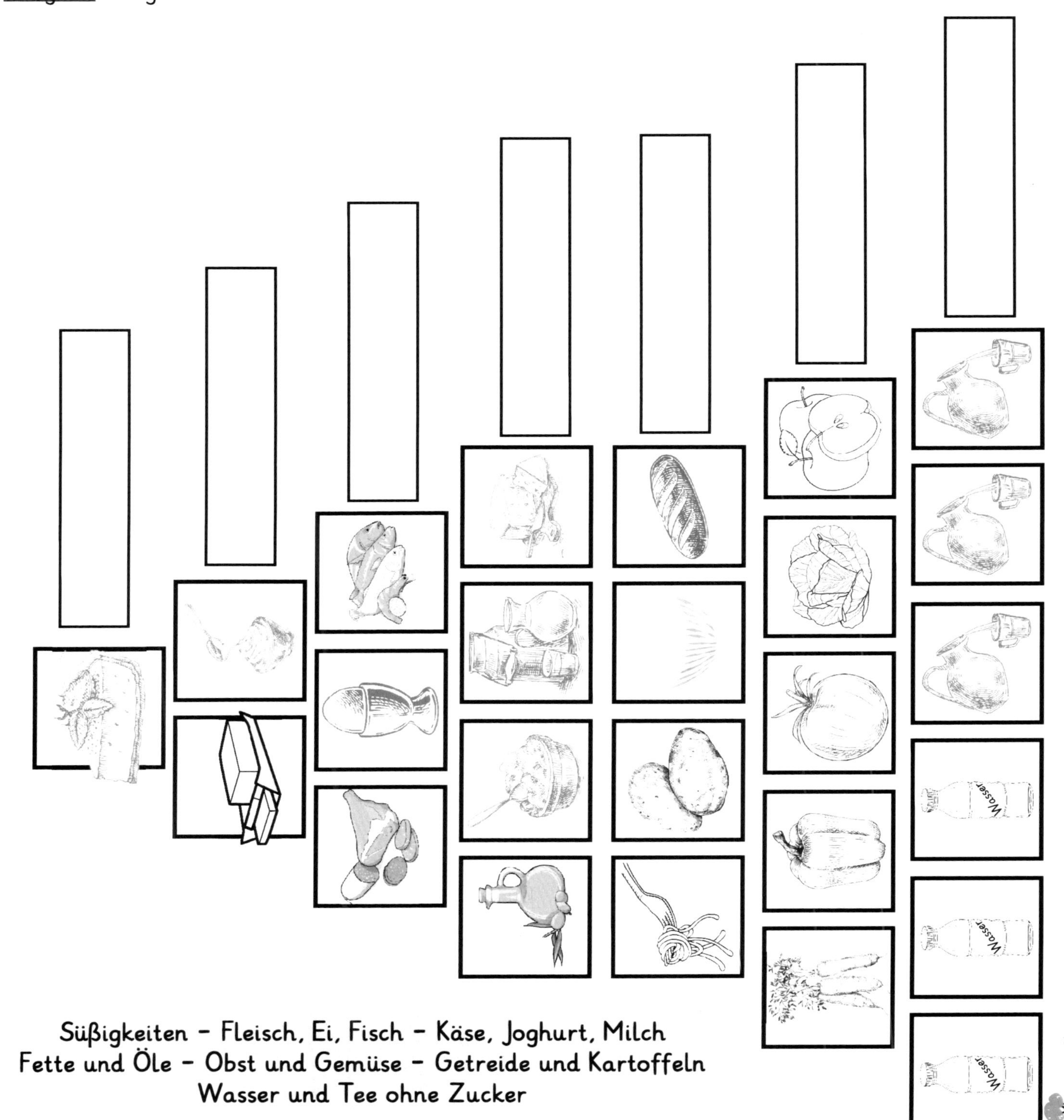

Süßigkeiten – Fleisch, Ei, Fisch – Käse, Joghurt, Milch
Fette und Öle – Obst und Gemüse – Getreide und Kartoffeln
Wasser und Tee ohne Zucker

KOHL VERLAG Unsere Ernährung – Best.-Nr. 12 873

Name: ______________________________

Klasse: ______________________________

1

Das braucht unser Körper

Aufgabe: Umkreise alles, was unser Körper braucht grün.

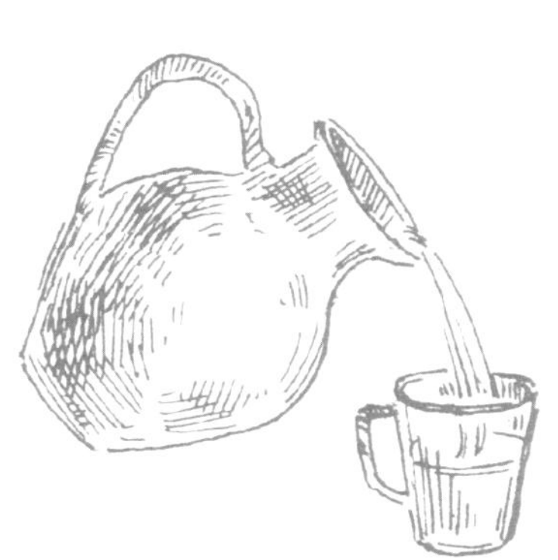

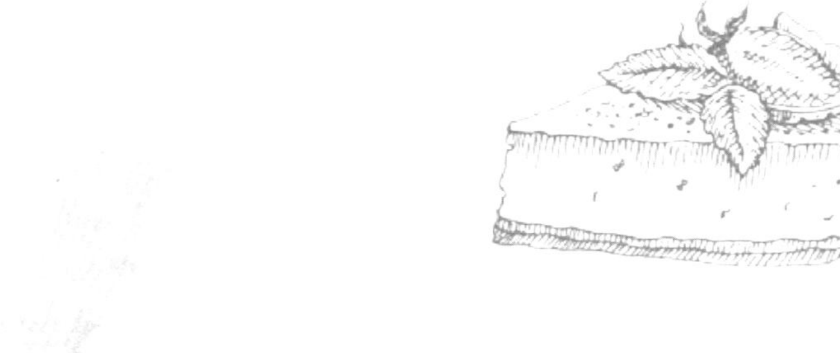

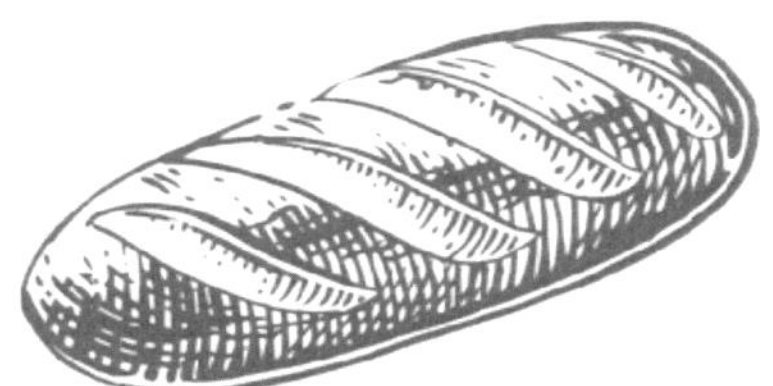

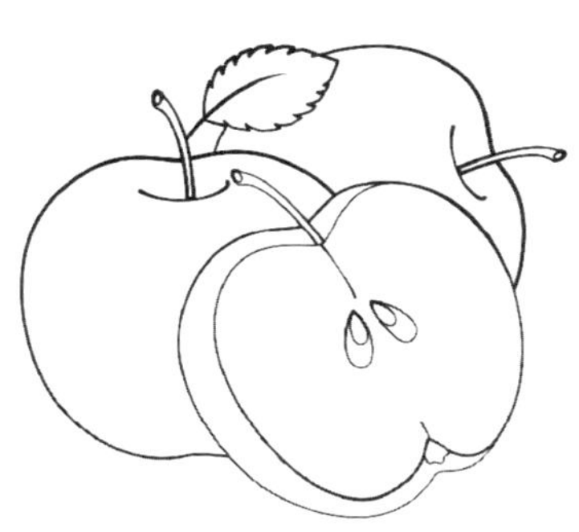

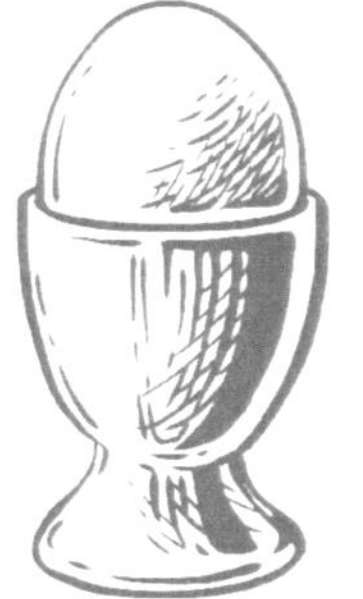

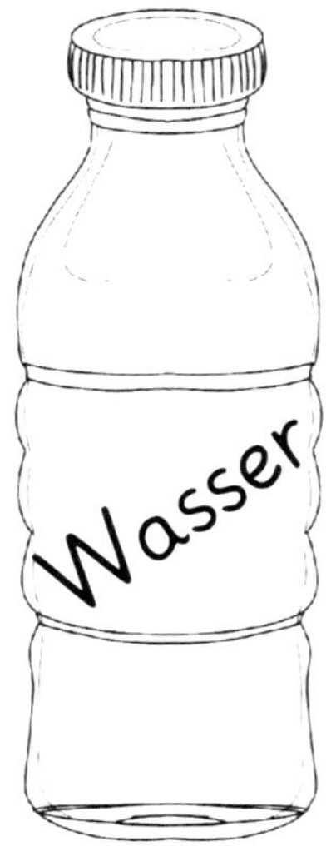

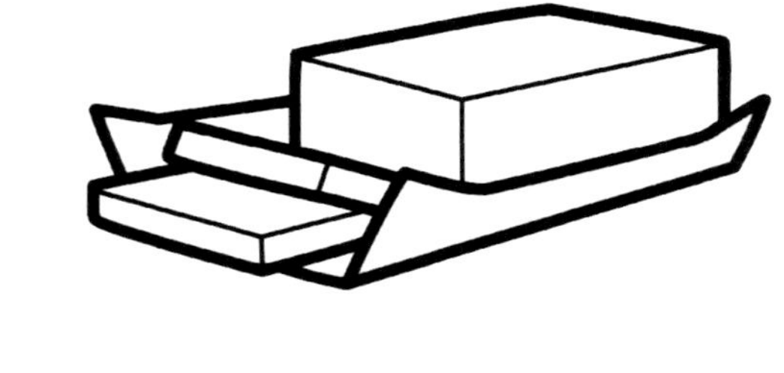

Name: ______________________________

Klasse: ______________________________

Das braucht unser Körper

Aufgabe: Schneide aus, ordne zu und klebe ein.

Vitamine (Obst, Gemüse)	Eiweiße (Fleisch, Fisch, Ei)	Kohlenhydrate (Brot, Nudeln, Süßigkeiten)

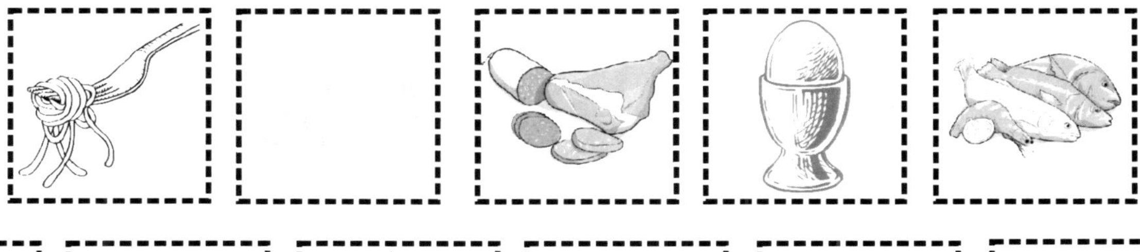

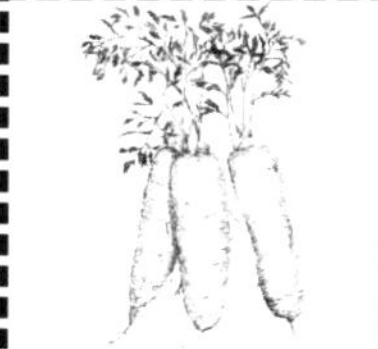

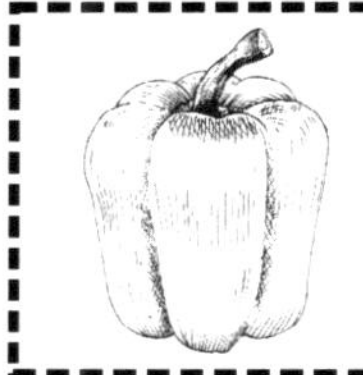

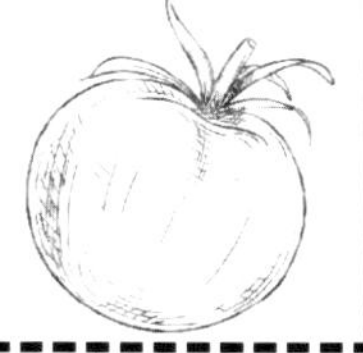

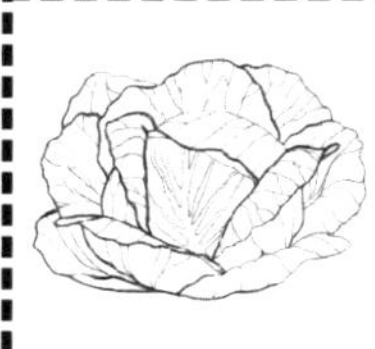

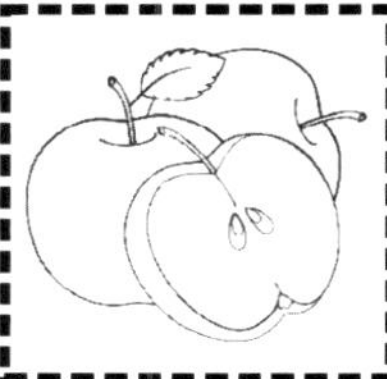

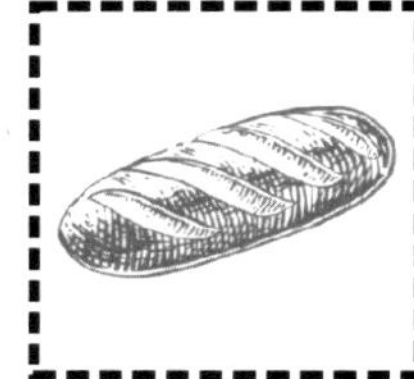

KOHL VERLAG Unsere Ernährung – Best.-Nr. 12 873

Name: ______________________________

Klasse: ______________________________

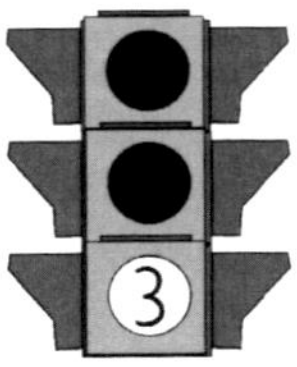

Das braucht unser Körper

Aufgabe: Schneide aus, ordne zu und klebe ein. Ergänze die Lücken.

______________ (Obst, Gemüse)	______________ (Fleisch, Fisch, Ei)	______________ (Brot, Nudeln, Süßigkeiten)

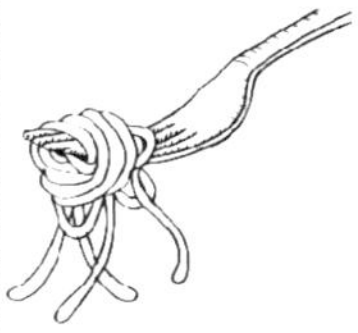

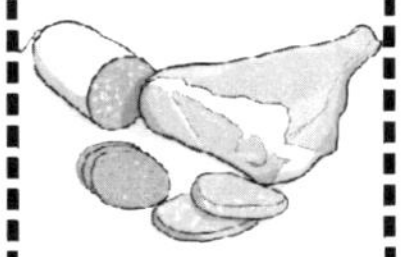

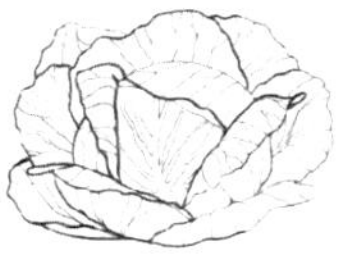

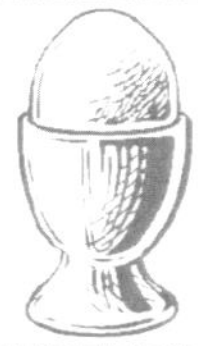

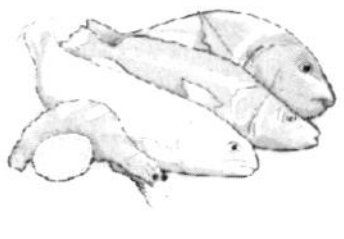

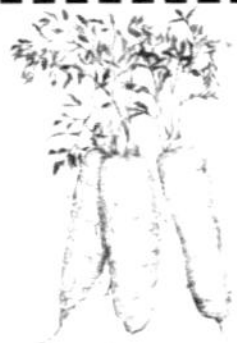

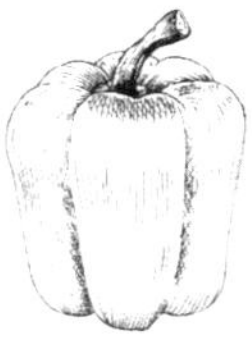

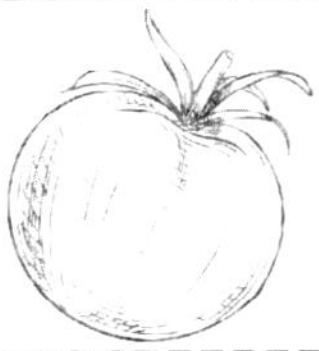

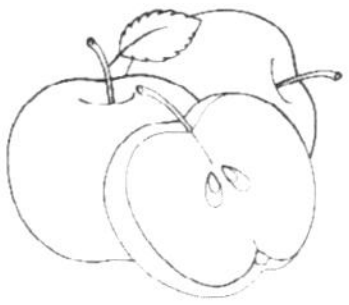

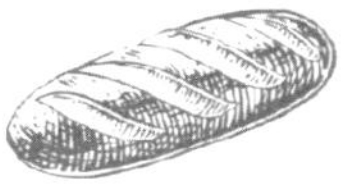

Eiweiße – Kohlenhydrate – Vitamine

Name: ___________________________

Klasse: ___________________________

Getränke

Aufgabe: Jeder Mensch sollte am Tag 2 Liter Wasser trinken. Kreise immer 5 Becher oder 2 Flaschen ein.

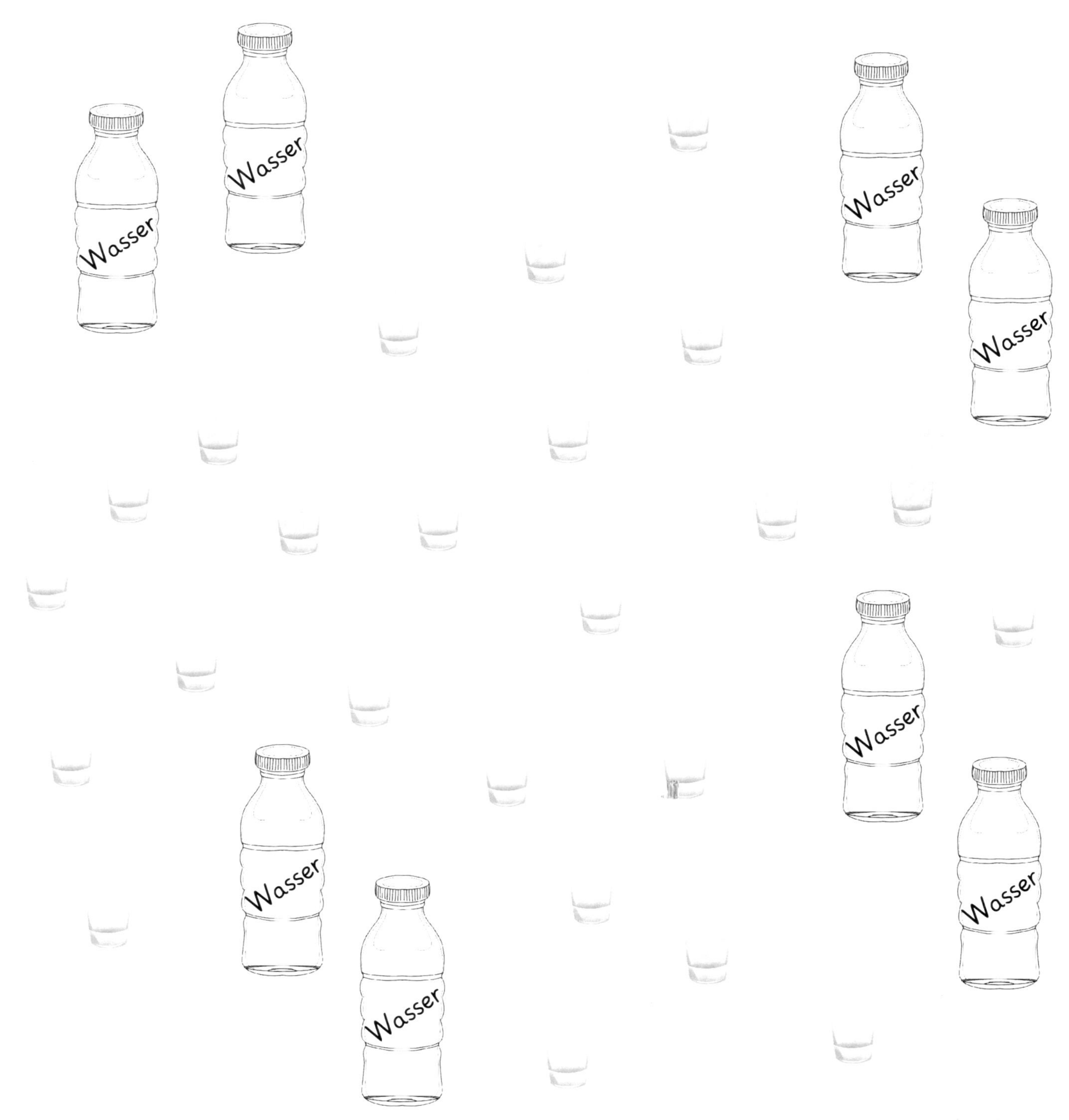

KOHL VERLAG Unsere Ernährung – Best.-Nr. 12 873

Name: ____________________

Klasse: ____________________

Getränke

Aufgabe: Verbinde.

Der Mensch braucht 2 Liter Wasser am Tag. Das sind 5 Gläser oder 2 Flaschen.

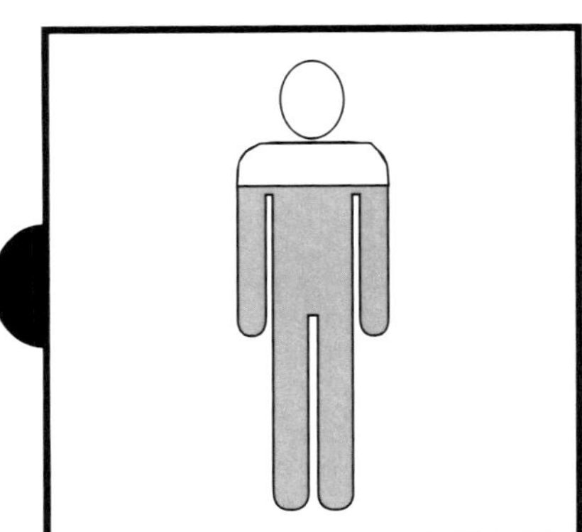

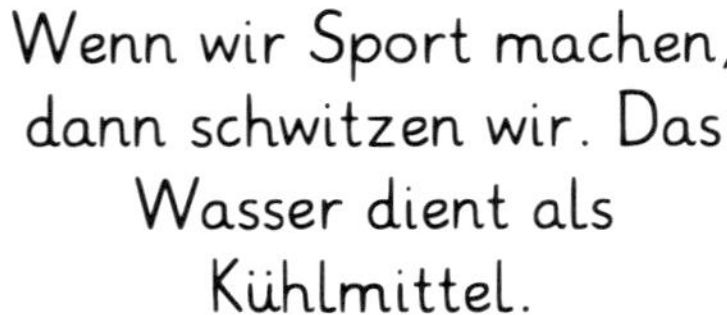

Wenn wir Sport machen, dann schwitzen wir. Das Wasser dient als Kühlmittel.

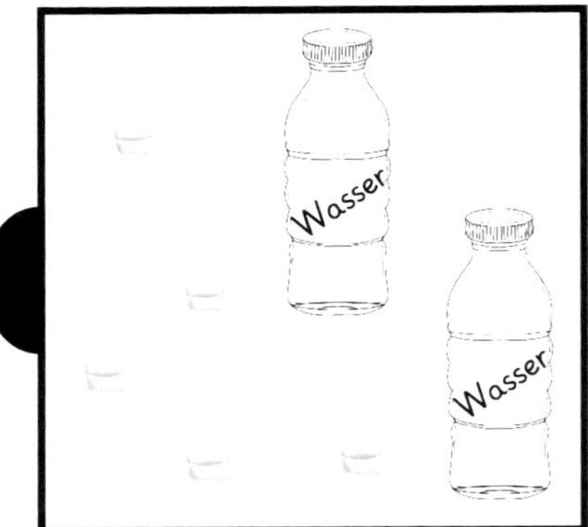

Der Mensch hat sehr viel Wasser in seinem Körper.

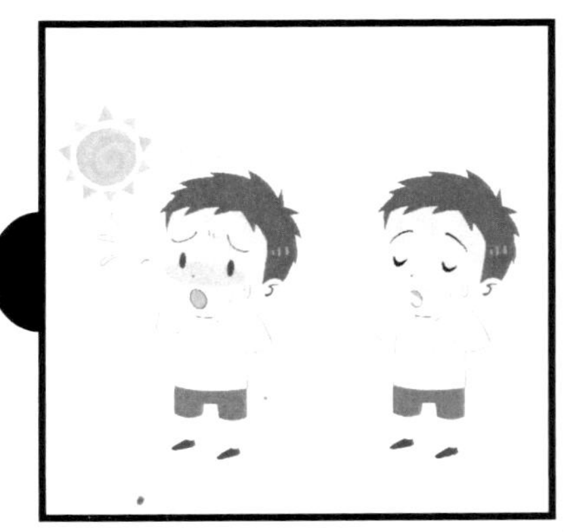

Name: ______________________________

Klasse: ______________________________

Getränke

Aufgabe: Lies den Text und ergänze den Lückentext.

Ein ganz großer Teil unseres Körpers besteht aus Wasser. Da wir uns bewegen und Sport treiben, verlieren wir auch viel Wasser. Das Wasser, das wir verloren haben, müssen wir wieder in den Körper bekommen. Darum sollte man mindestens zwei Liter pro Tag trinken. Dazu eignet sich am besten ganz normales Wasser. Cola, Limo oder Eistee enthalten viel Zucker und darum zählt man sie zu den „Süßigkeiten". Da das Wasser, das aus dem Wasserhahn kommt als ein Lebensmittel gilt, ist es ideal. Es kostet auch deutlich weniger Geld, als das Wasser, was man im Supermarkt kaufen kann.

Einen großen Teil des Wassers nehmen wir über unsere Nahrung auf, aber eben nicht alles. Das Wasser so wichtig für unseren Körper ist, kann man daran erkennen, dass wir zwar bis zu 20 Tage ohne feste Nahrung auskommen würden, aber nur 4 bis 5 Tage ohne Wasser.

Ein ganz großer Teil unseres ______________ besteht aus ______________. Wenn wir uns bewegen oder ______________ machen, dann verliert unser Körper Wasser. Dieses Wasser muss wieder in der Körper zurück. Darum soll man ____________ Liter pro Tag trinken. Viel Wasser nehmen wir mit unserer ________________ auf. Viele trinken ________________, Cola oder ________________. Da in diesen Getränken viel ________________ enthalten ist, gelten sie als ________________.

Limonade – Körpers – zwei – Wasser – Zucker – Nahrung – Eistee – Sport – Süßigkeit

Name: ___________________________

Klasse: ___________________________

Obst und Gemüse

Aufgabe: Male das Obst und Gemüse aus.

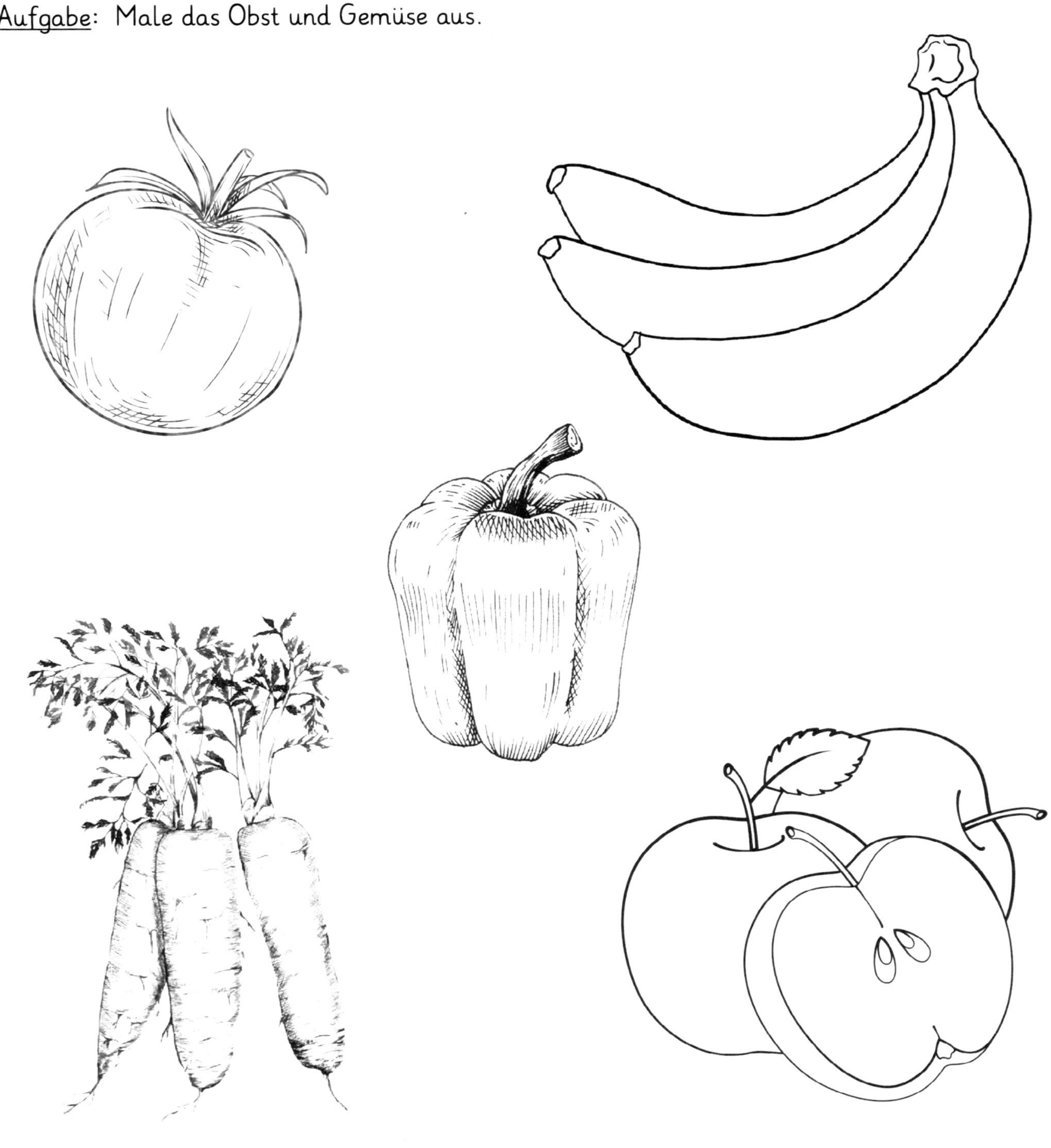

Name: ___________________________

Klasse: ___________________________

2

Obst und Gemüse

Aufgabe: Verbinde.

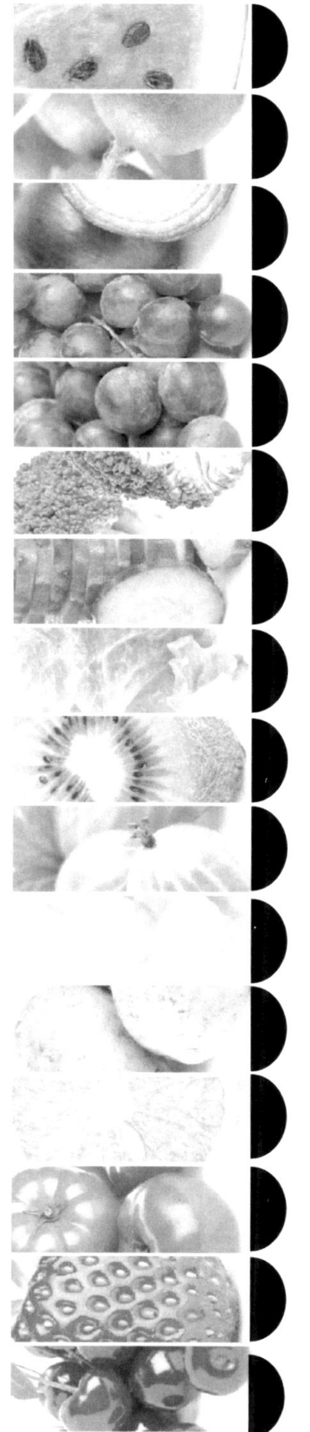

Radieschen

Wassermelone

Pflaumen

Trauben

Zwiebel

Gurke

Stachelbeere

Kiwi

Salat

Brokkoli

Orange

Kartoffel

Erdbeere

Mais

Tomate

Kirsche

KOHL VERLAG Unsere Ernährung – Best.-Nr. 12 873

Name: ______________________________

Klasse: ______________________________

Obst und Gemüse

Aufgabe: Lies den Text und fülle den Lückentext aus.

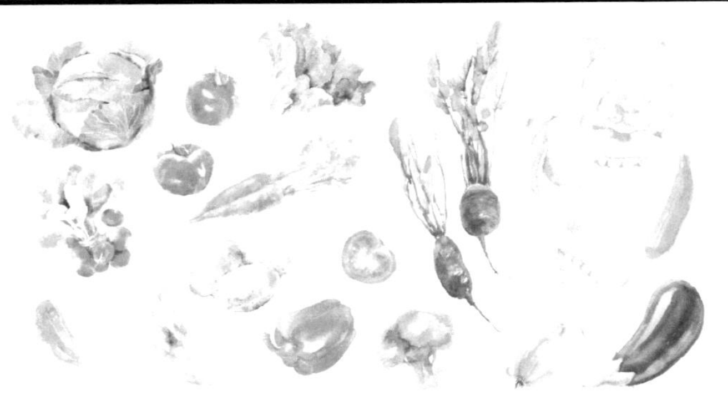

Es gibt verschiedene Obst- und Gemüsesorten. Sie enthalten ganz wichtige Stoffe, wie Vitamine, Spurenelemente, Mineralstoffe und Ballaststoffe, die der Körper dringend braucht. Es wird empfohlen, dass man mindestens drei Portionen Gemüse und zwei Portionen Obst am Tag essen sollte. Dadurch ist alles abgedeckt, was der Körper braucht. Die meisten Obst- und Gemüsesorten sorgen nicht dafür, dass man dicker wird. Es fällt auf, dass Obst und Gemüse verschiedene Farben haben. Sie sehen einfach total bunt aus. Das hat damit zu tun, dass es verschiedene Farbstoffe gibt, die dem Obst und Gemüse die Farben geben.

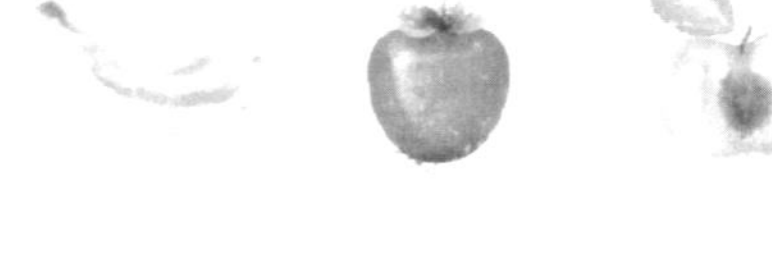

Es gibt verschiedene Sorten von ______________ und ________________. Sie enthalten ganz wichtige ________________, die der ________________ benötigt. In ihnen sind Stoffe enthalten, wie ________________, Mineralstoffe, Ballaststoffe und .________________________.Es wird empfohlen ______________ Portionen Gemüse und ____________ Portionen Obst pro Tag zu essen. Durch die meisten Obst- und Gemüsesorten nimmt man nicht an Gewicht zu. Obst und Gemüse haben bunte ________________. Es gibt verschiedene ____________________ im Obst und Gemüse.

Vitamine – drei – Farbstoffe – Obst – Farben – Körper – Gemüse – zwei – Spurenelemente – Stoffe

Name: ______________________________

Klasse: ______________________________

1

Getreide und Brot

Aufgabe: Erzähle, was du siehst und male aus.

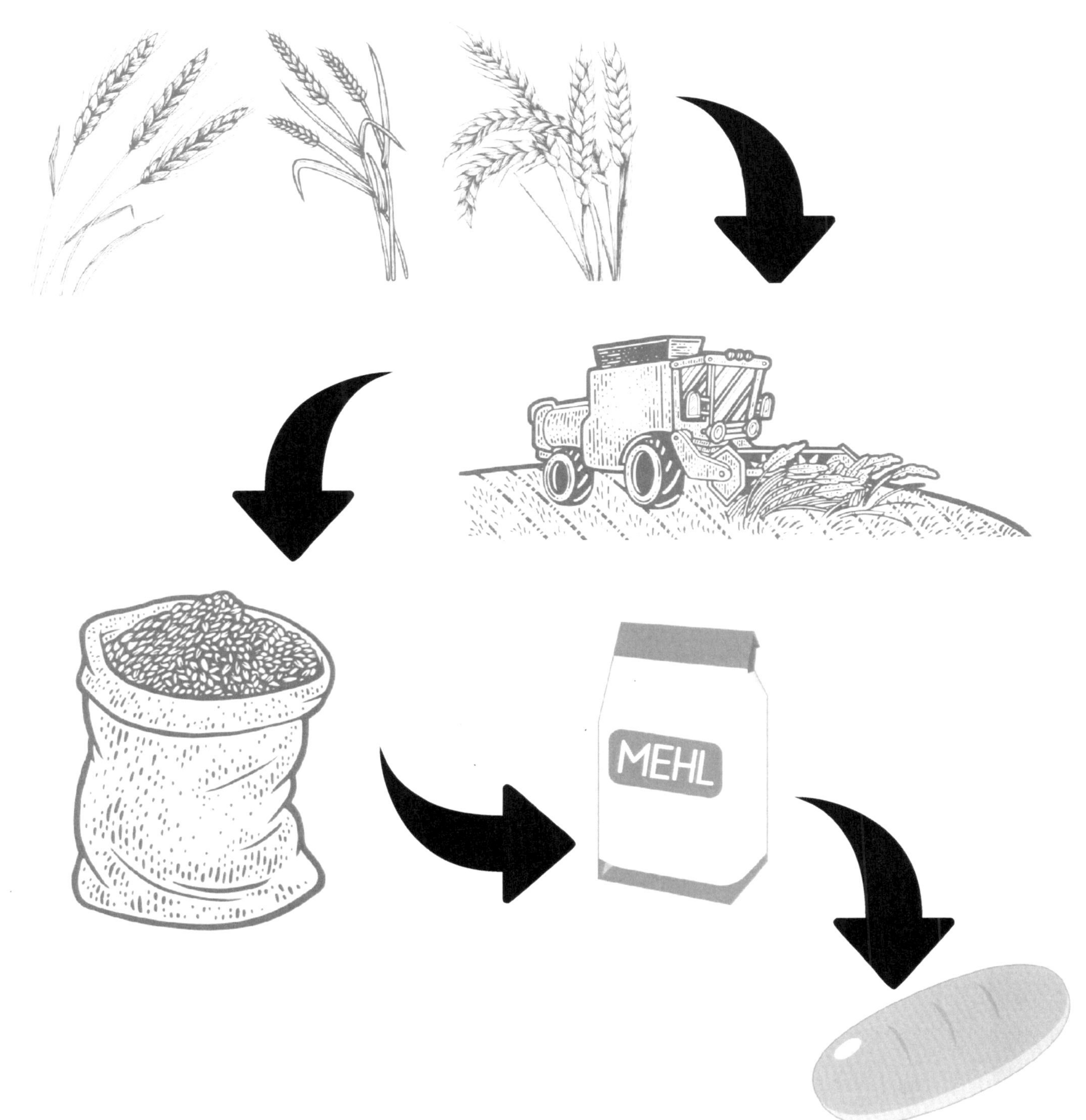

KOHL VERLAG Unsere Ernährung – Best.-Nr. 12 873

Name: ______________________________

Klasse: ______________________________

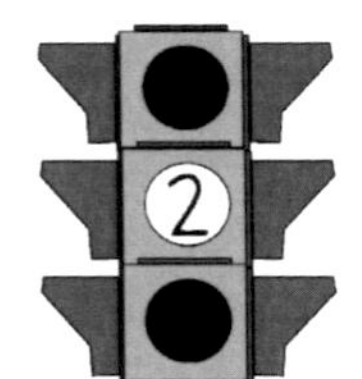

Getreide und Brot

Aufgabe: Nummeriere.

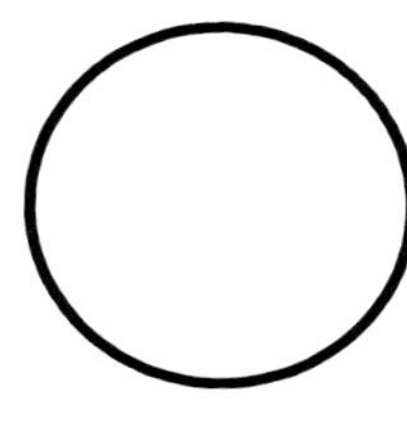

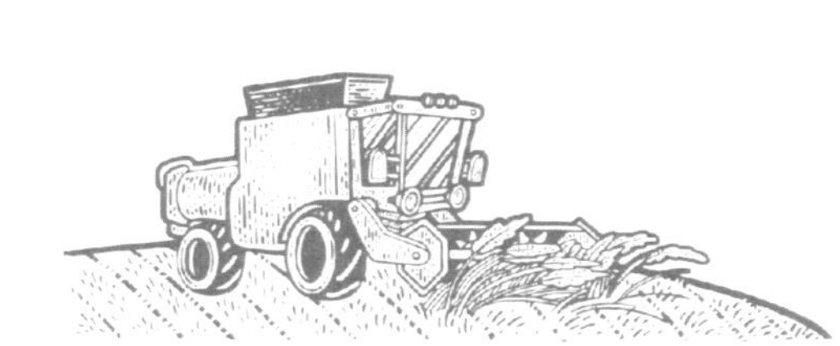

Der Bauer erntet das Getreide mit einer großen Maschine. Dann werden direkt die Körner in der Maschine sortiert.

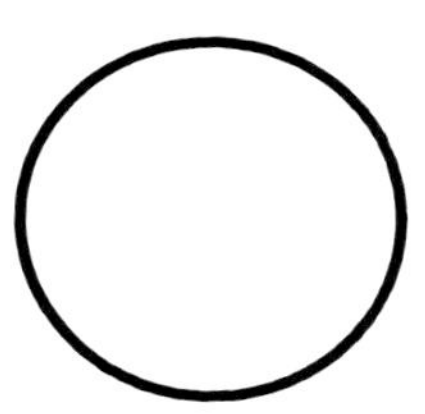

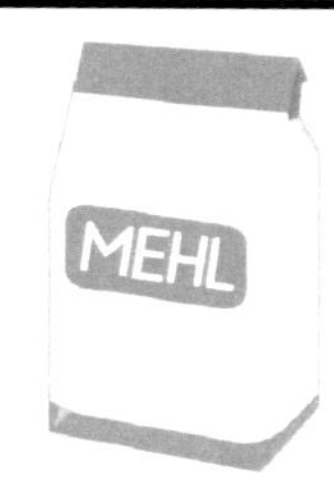

In einer Mühle wird das Korn gemahlen. Das weiße Pulver, was dabei entsteht, nennt man Mehl. Es wird nun in Papiertüten oder große Säcke abgefüllt.

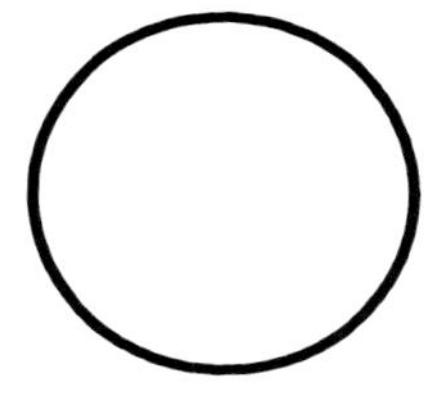

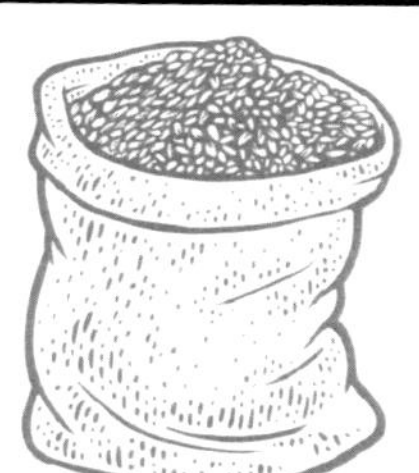

Nachdem das Getreide vom Feld geholt wurde, wird das Korn in großen Säcken gelagert. Es darf nicht feucht werden, denn sonst schimmelt es.

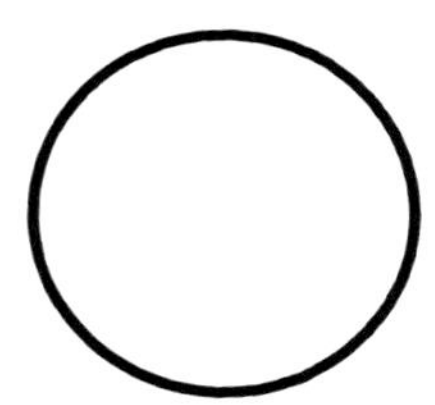

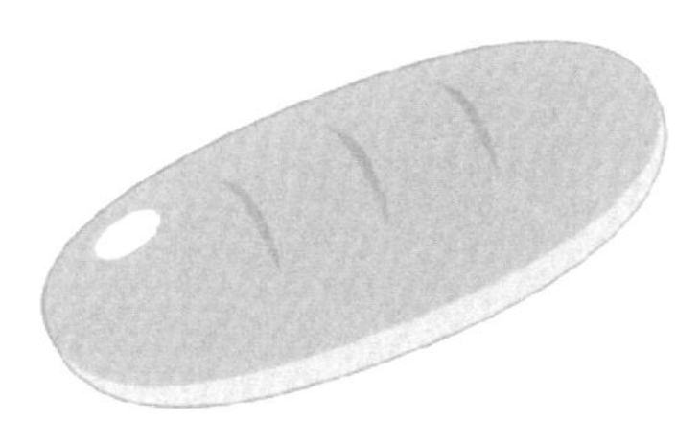

Aus dem Mehl wird nun Brot gebacken.

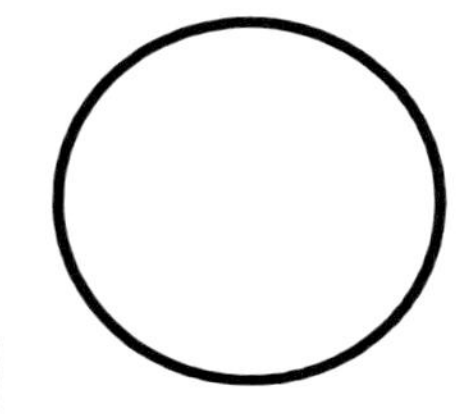

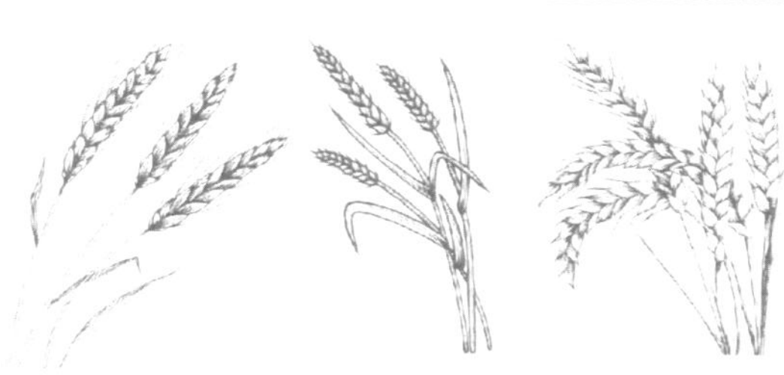

Das Getreide wächst auf dem Feld heran, bis es reif ist.

Name: ______________________________

Klasse: ______________________________

Getreide und Brot

Aufgabe: Lies den Text und ergänze den Lückentext.

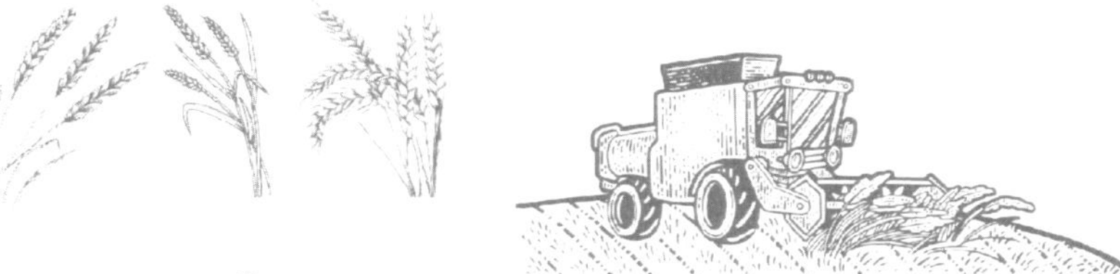

Brot gehört zu den Grundnahrungsmitteln. Es liefert uns Kohlenhydrate. Diese Kohlenhydrate wandelt unser Körper in Energie um. In einem Getreidekorn steckt fast alles, was der Mensch braucht. Es befinden sich neben Kohlenhydraten auch Vitamine, Mineralstoffe und Proteine darin. Nachdem das Getreidekorn geerntet wurde, wird es in einer Mühle zu Mehl gemahlen. Aus diesem Mehl wird dann unser Brot und die Brötchen gebacken.

Darum sollte man morgens frühstücken, damit man genug Energie für den Tag hat und viel leisten kann.

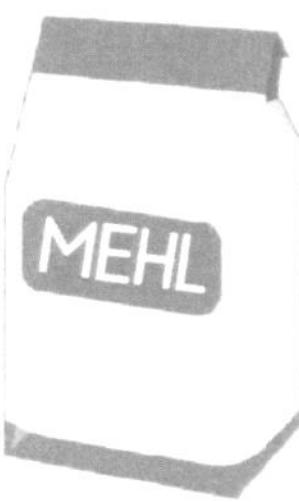

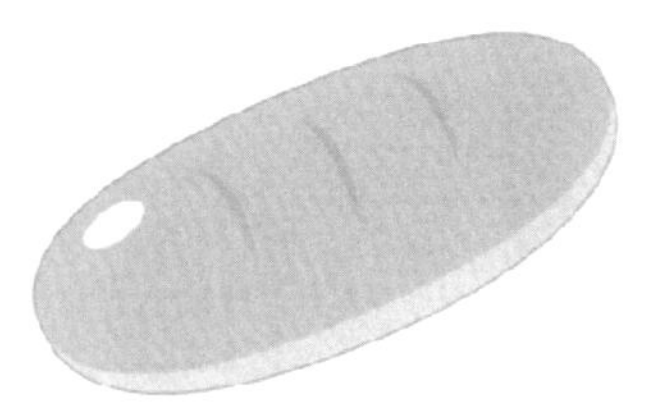

Brot gehört zu den ______________________. Es liefert uns Kohlenhydrate.
Diese ______________________ wandelt unser Körper in ________________
um. In einem Getreidekorn steckt fast alles, was der Mensch braucht. Es befinden sich neben Kohlenhydraten auch ____________, Mineralstoffe und ____________ darin. Nachdem das Getreidekorn geerntet wurde, wird es in einer ______________ zu Mehl gemahlen.
Aus diesem Mehl wird dann unser ____________ und die Brötchen gebacken.

Energie – Mühle – Grundnahrungsmitteln – Vitamine – Kohlenhydrate – Brot – Proteine

KOHL VERLAG Unsere Ernährung – Best.-Nr. 12 873

Name: ___________________________

Klasse: ___________________________

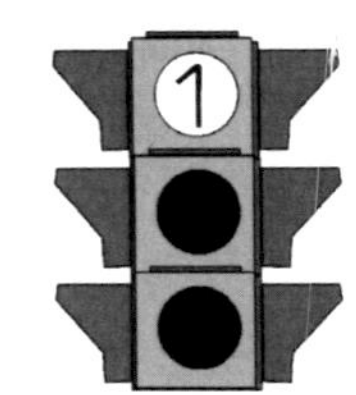

Milch und Käse

Aufgabe: Schneide aus, ordne zu und klebe auf einem Blatt auf.

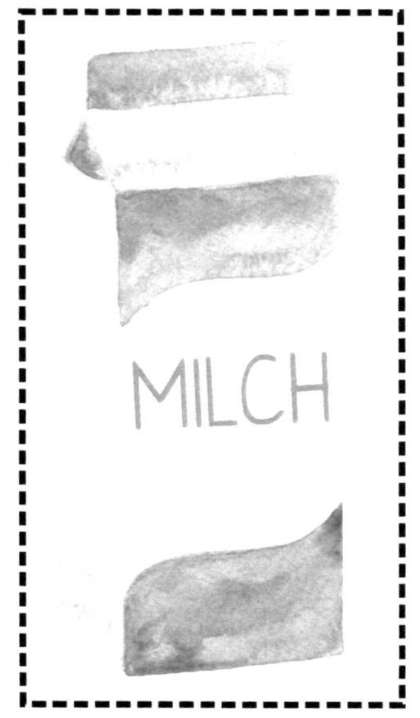

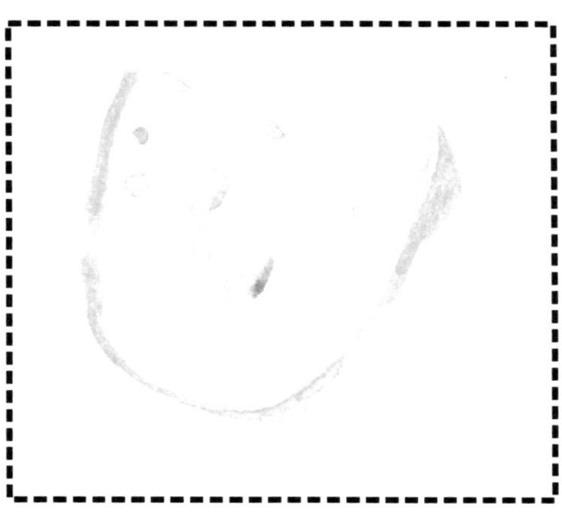

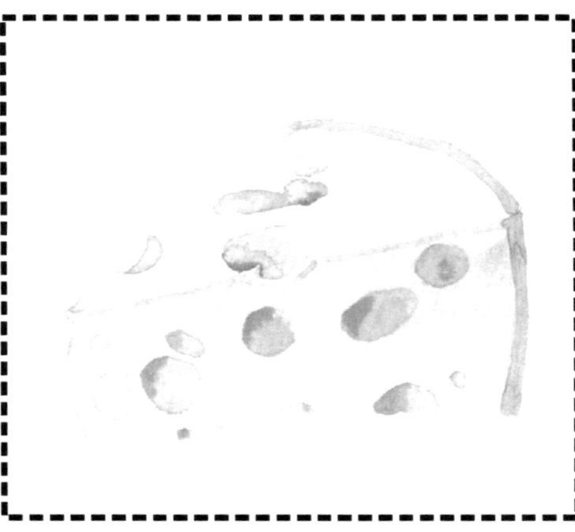

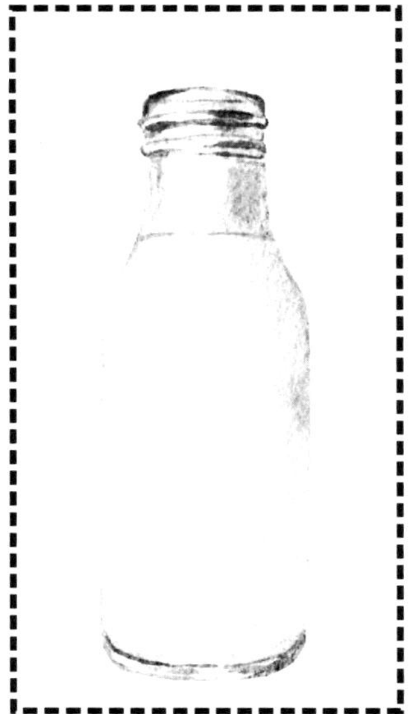

Käse

Milch

Name:____________________________________

Klasse:____________________________________

2

Milch und Käse

Aufgabe: Verbinde.

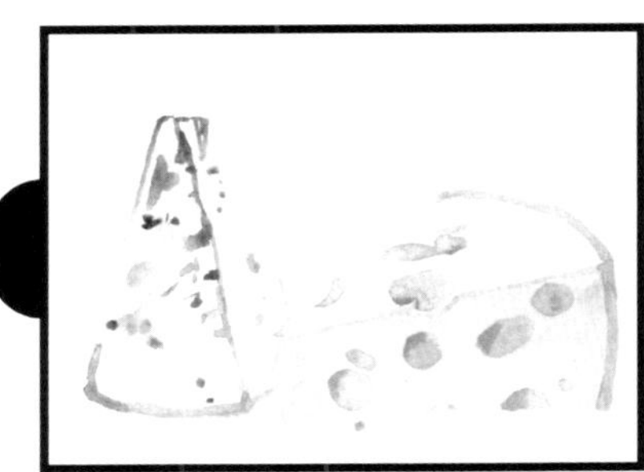

Die Kuh produziert Milch.

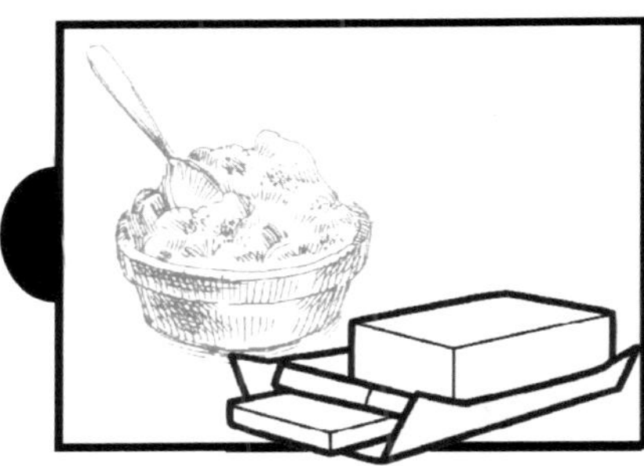

Die Milch wird hoch erhitzt und dann verpackt.

Aus Milch kann man verschiedene Käsesorten herstellen.

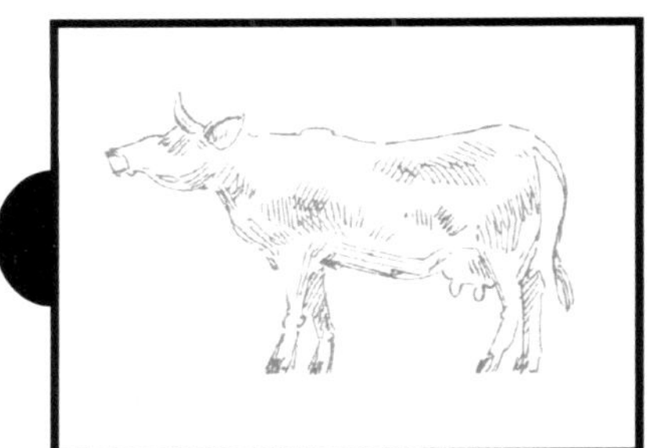

Auch Joghurt und Butter wird aus Milch gemacht.

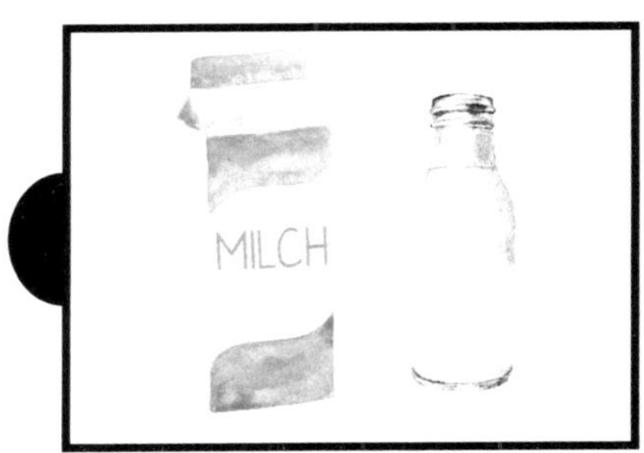

KOHLVERLAG Unsere Ernährung – Best.-Nr. 12 873

Name: ___________________________

Klasse: ___________________________

Milch und Käse

Aufgabe: Lies den Text und fülle den Lückentext aus.

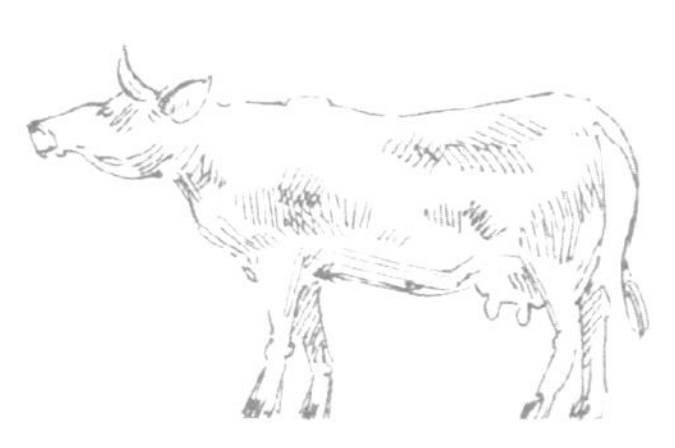

Wir brauchen Eiweiß für unseren Körper. Leider baut unser Körper dieses Eiweiß immer wieder ab. Wir müssen darum dem Körper immer wieder Eiweiß hinzufügen. Diese Eiweiße, sowie Milchzucker und Fette befinden sich in unserer Milch. Aus Milch wird auch Käse, Joghurt und Butter hergestellt. Auch versorgen Milchprodukte unseren Körper mit Calcium. Dies brauchen wir für unsere Knochen und Zähne. Da unsere Milch auch Fett enthält, sollte man besser nur fettarme Milch verwenden. Viele trinken gerne Kakao, jedoch ist in dem Kakaopulver viel Zucker enthalten.

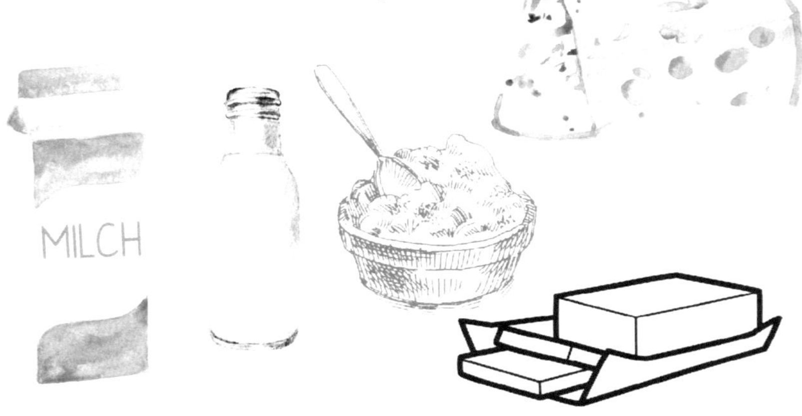

Unser Körper braucht ______________. Dieses Eiweiß wird leider immer wieder vom Körper ______________. Darum müssen wir Eiweiße wieder dem ______________ hinzufügen. Viele Eiweiße finden wir in der ______________. Auch Milchzucker und ______________ befindet sich in der Milch. Aus Milch wird ______________, ______________ und ______________ hergestellt. Auch ist in der Milch ______________ enthalten. Calcium ist wichtig für den Aufbau unserer ______________ und ______________.

Fett – Eiweiß – Knochen – Käse – Calcium – Milch – Joghurt – abgebaut – Zähne – Butter – Körper

Name: ______________________________

Klasse: ______________________________

Fisch und Fleisch

Aufgabe: Schaue dir die Bilder an und erzähle, was du siehst.

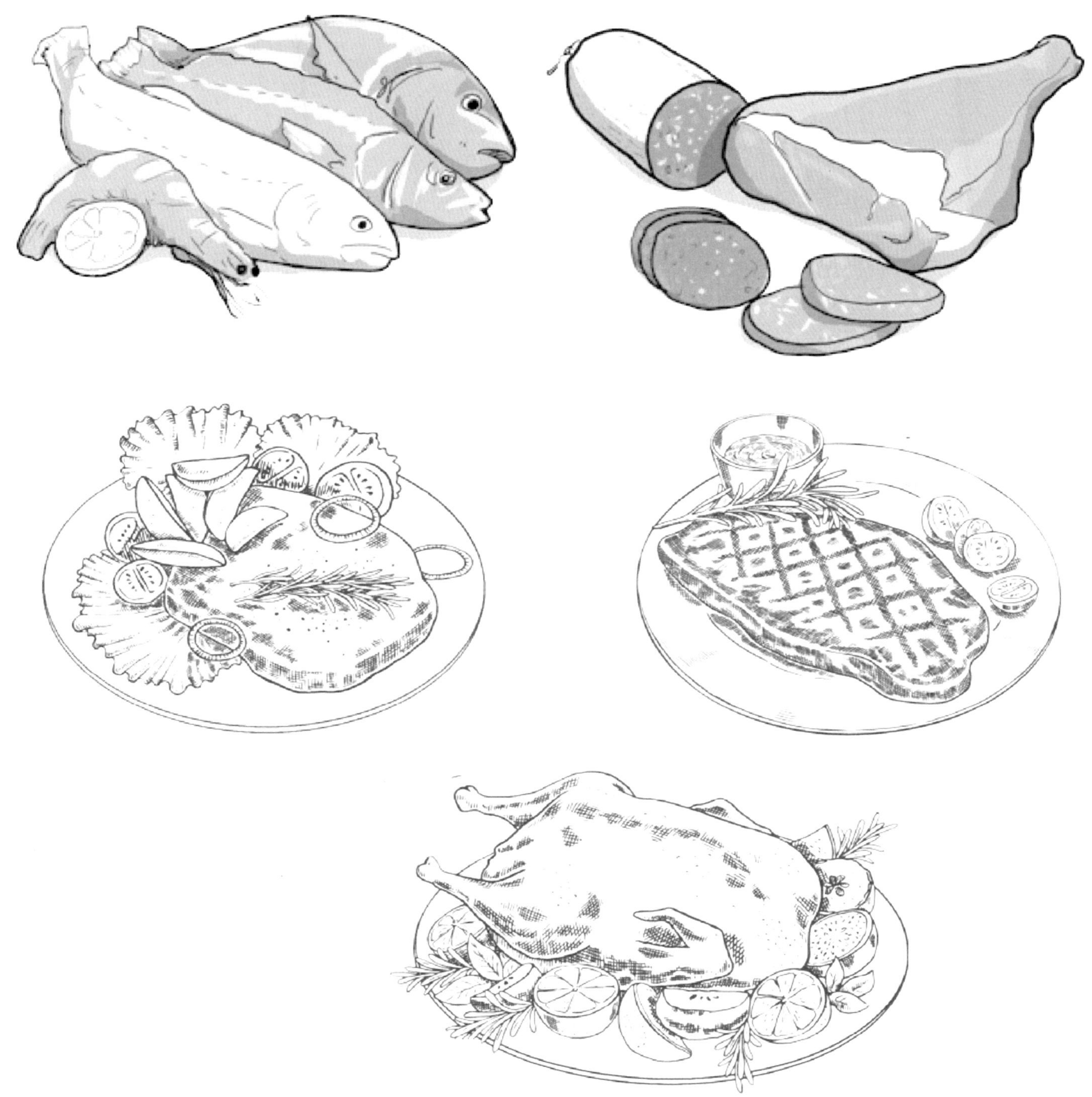

Name: ____________________

Klasse: ____________________

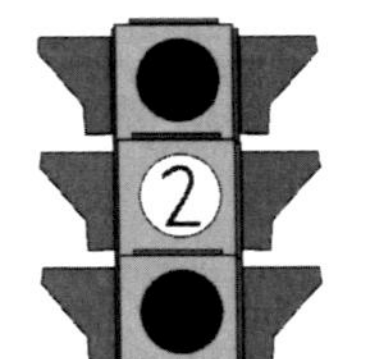

Fisch und Fleisch

Aufgabe: Verbinde.

Mit dem Fleisch und dem Fisch werden Gerichte gekocht.

Fleisch und Fisch wird aus dem Fleisch von Rindern, Hühnern und Fischen gemacht.

Das Fleisch und den Fisch kann man räuchern und dann essen. Zum Beispiel auf einem Butterbrot.

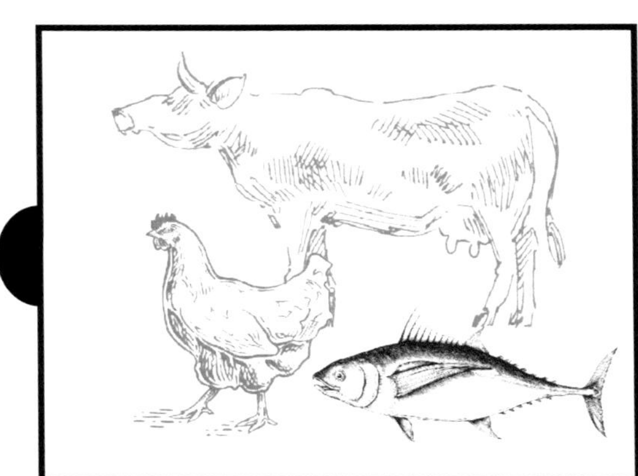

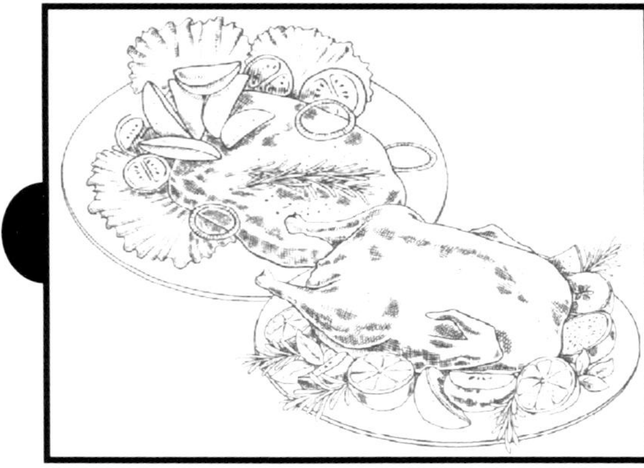

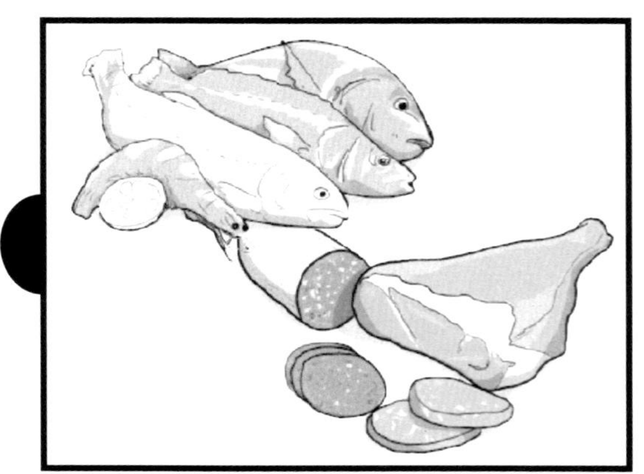

KOHL VERLAG Unsere Ernährung – Best.-Nr. 12 873

Name: ______________________________

Klasse: ______________________________

3

Fisch und Fleisch

Aufgabe: Lies den Text und fülle den Lückentext aus.

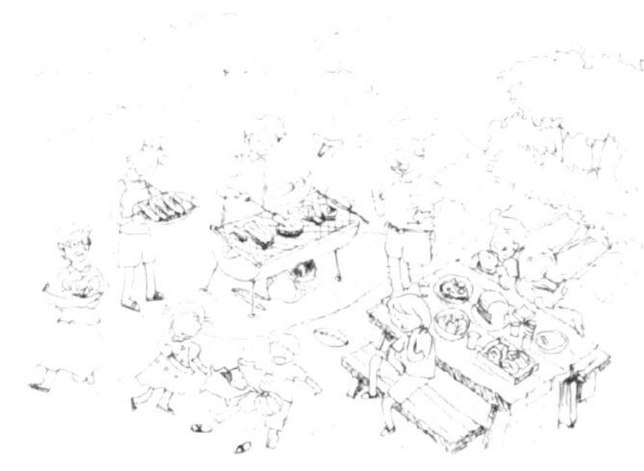

Bei so einem Grillfest kommt meist Fleisch auf den Grill. Es duftet und ist gut gewürzt. Einige Leute grillen auch Fisch. Unser Fleisch ist das Fleisch eines Huhns, eines Rinds oder eines Schweins. Neben Fett stecken aber auch Stoffe im Fleisch, die der Körper teilweise nicht selber herstellen kann, aber dringend braucht. Eisen braucht der Körper um unser Blut zu bilden. Zink für die Körperabwehr gegen Krankheiten. Vitamin B und viele Aminosäuren. Die Deutschen essen deutlich mehr Fleisch, als empfohlen wird.

Fisch ist eines der wertvollsten Lebensmittel. Sie enthalten hochwertiges Eiweiß, Vitamine und Mineralstoffe.
Meeresfische haben sogar die bekannten Omega-3-Fettsäuren, die unser Herz-Kreislauf-System schützen.

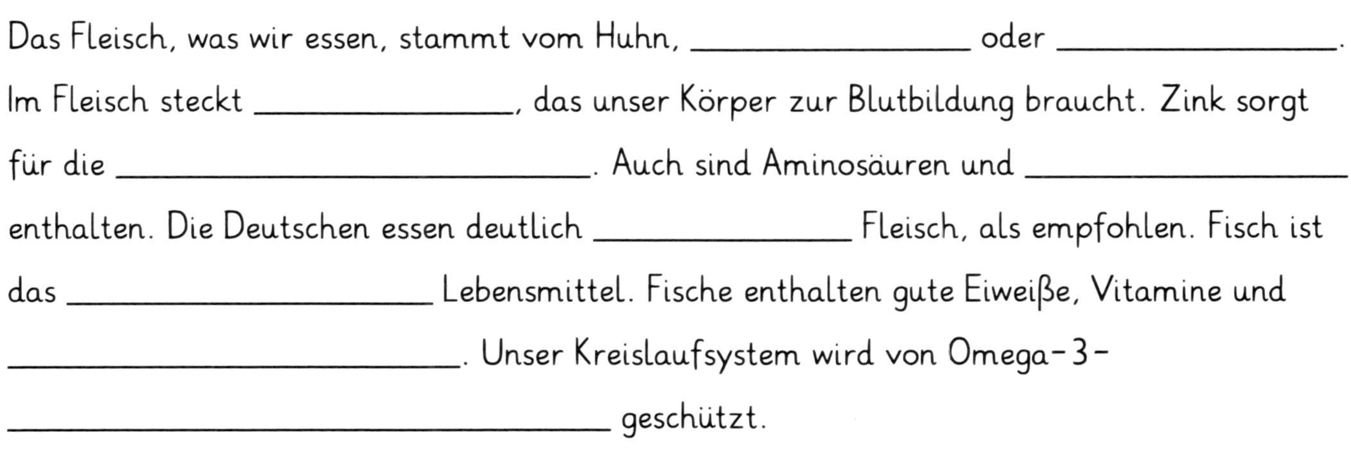

Das Fleisch, was wir essen, stammt vom Huhn, ______________ oder ______________.
Im Fleisch steckt ______________, das unser Körper zur Blutbildung braucht. Zink sorgt für die ______________________. Auch sind Aminosäuren und ______________ enthalten. Die Deutschen essen deutlich ______________ Fleisch, als empfohlen. Fisch ist das ______________ Lebensmittel. Fische enthalten gute Eiweiße, Vitamine und ______________________. Unser Kreislaufsystem wird von Omega-3-
______________________________ geschützt.

Fettsäuren – Körperabwehr – wertvollste – Schwein – Eisen – Mineralstoffe – Vitamin B – Rind

KOHL VERLAG Unsere Ernährung – Best.-Nr. 12 873

Name:

Klasse:

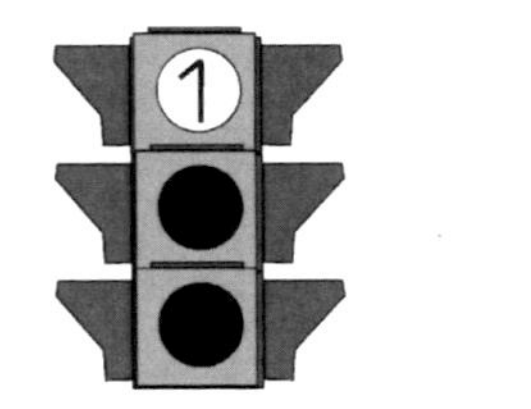

Fette und Öle

Aufgabe: Verbinde.

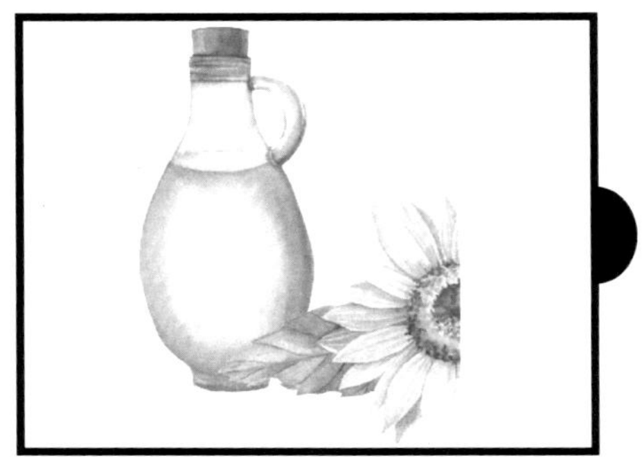

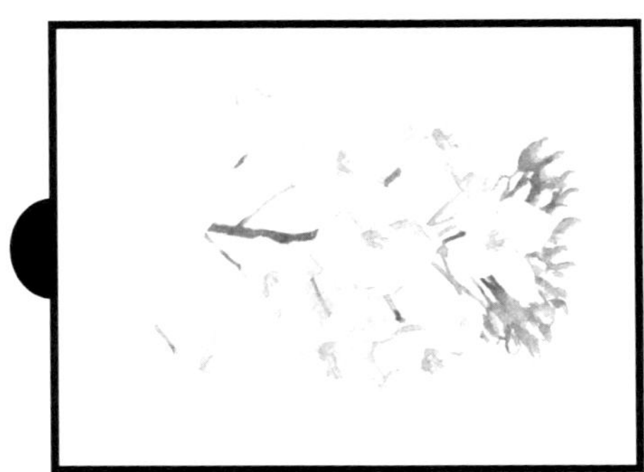

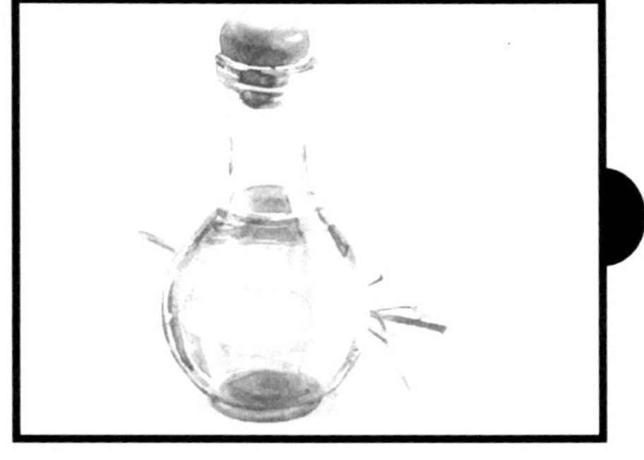

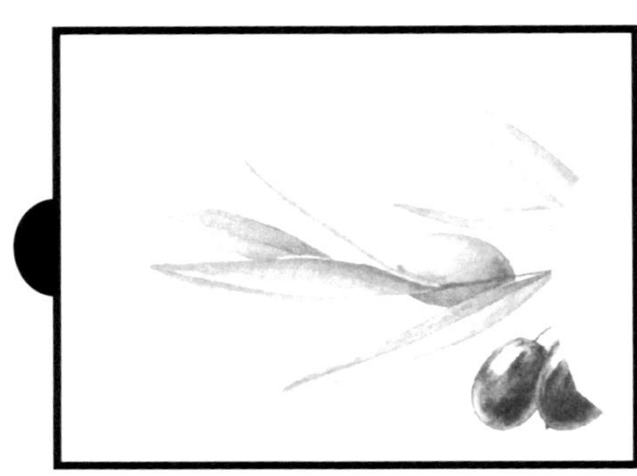

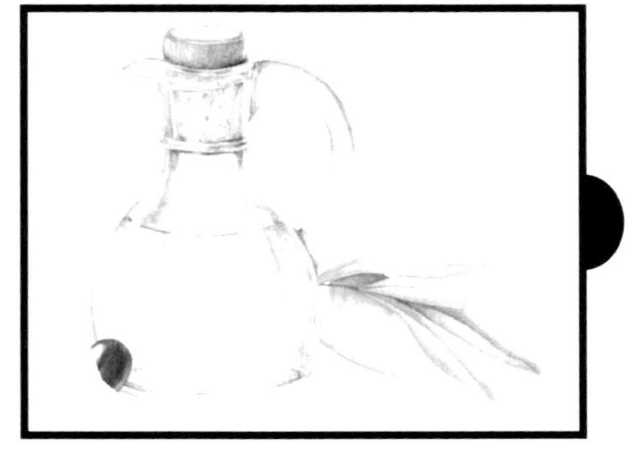

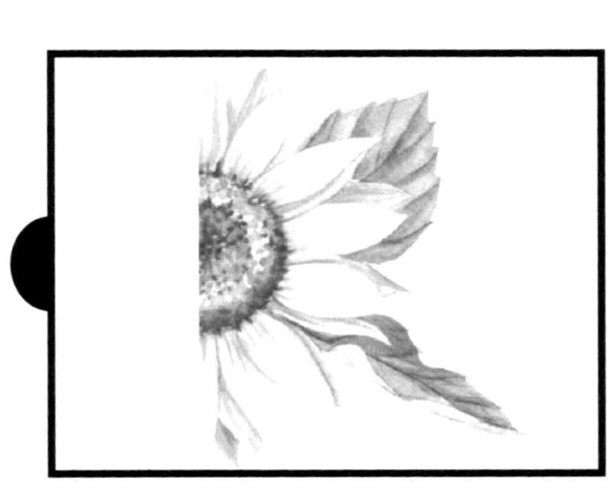

KOHL VERLAG Unsere Ernährung – Best.-Nr. 12 873

Name: ______________________________

Klasse: ______________________________

2

Fette und Öle

Aufgabe: Schneide aus, ordne zu und klebe auf.

Pflanzenfett	Tierfett

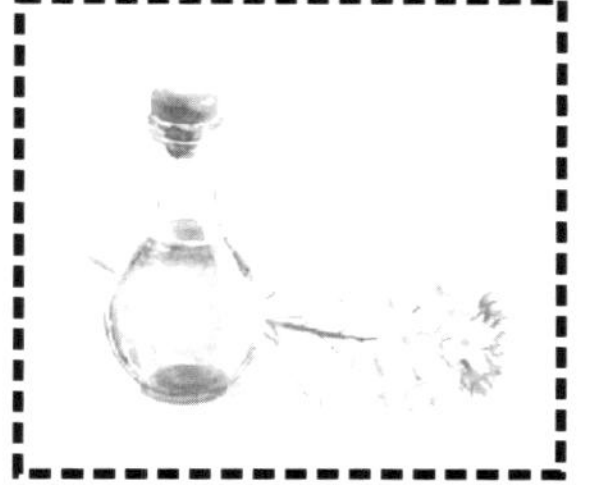
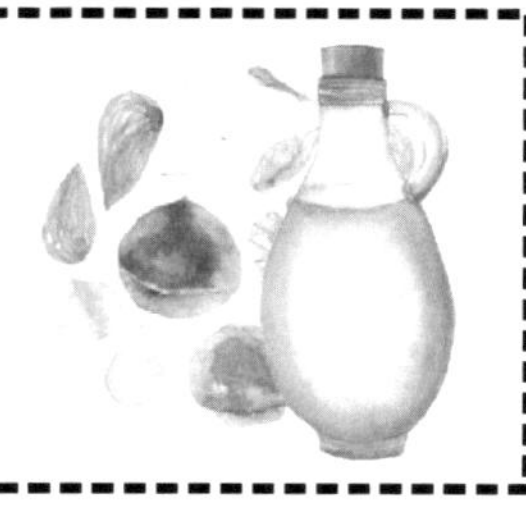
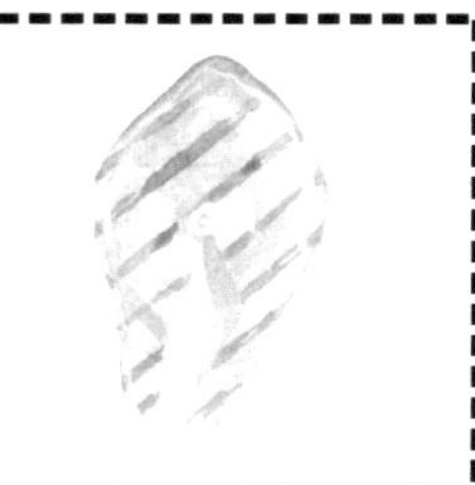
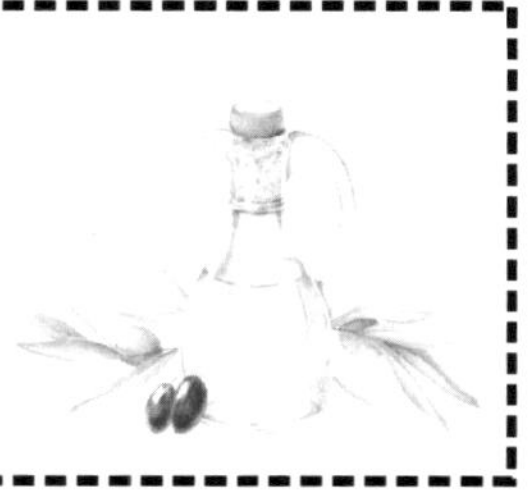
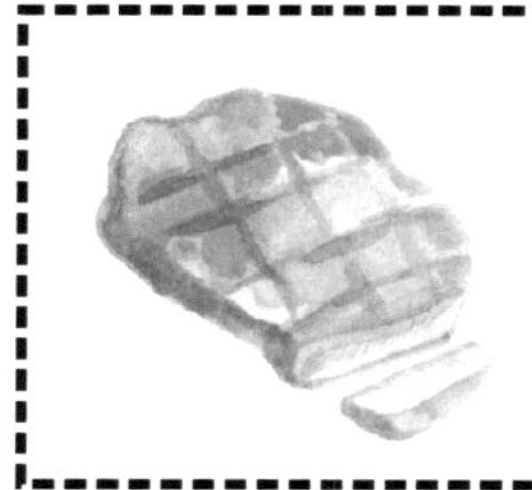
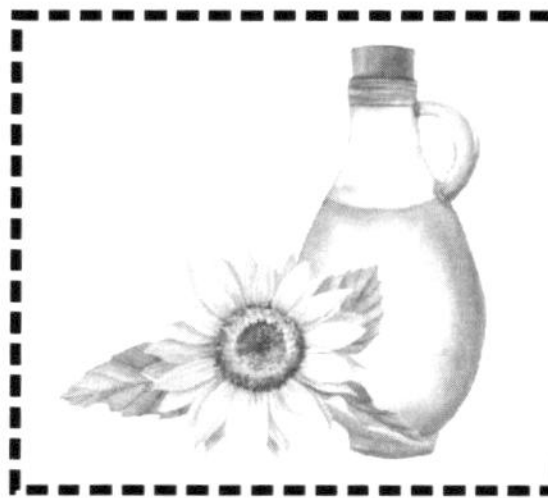

KOHL VERLAG Unsere Ernährung – Best.-Nr. 12 873

Name: ______________________________

Klasse: ______________________________

Fette und Öle

Aufgabe: Lies den Text und kreuze an, ob die Aussagen stimmen oder nicht.

Es gibt „gute Fette". Das sind Fette, die unser Körper dringend benötigt, da er sie nicht selber produzieren kann. Diese „guten Fette" nennt man ungesättigte Fettsäuren. Sie sorgen dafür, dass sich unsere Körperzellen aufbauen. In Rapsöl, Mandeln und Mandelöl, sowie in manchen Fischsorten, wie Hering, findet man diese guten Fette.

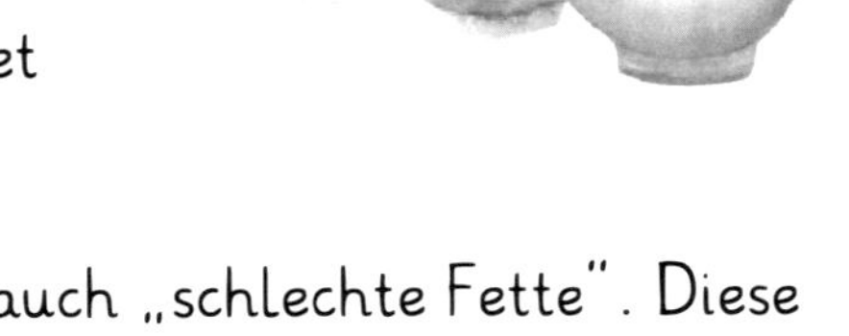

Wenn es gute Fette gibt, dann gibt es auch „schlechte Fette". Diese nennt man gesättigte Fettsäuren. Zwar braucht unser Körper diese Fette auch als Botenstoff, aber der Mensch nimmt meistens zu viele dieser Fette zu sich. Diese schlechten Fette findet man in Sahne, Butter, Wurst, Käse, Mayonnaise, aber auch in Tütensuppen.

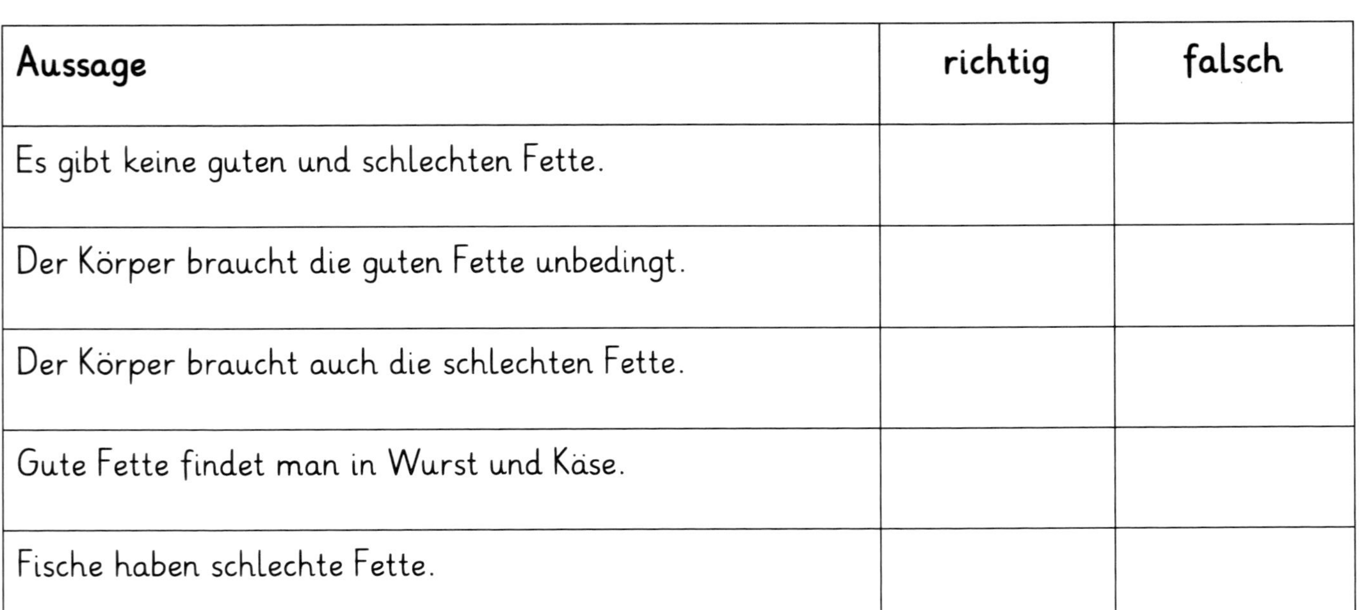

Aussage	richtig	falsch
Es gibt keine guten und schlechten Fette.		
Der Körper braucht die guten Fette unbedingt.		
Der Körper braucht auch die schlechten Fette.		
Gute Fette findet man in Wurst und Käse.		
Fische haben schlechte Fette.		

Name: ______________________________

Klasse: ______________________________

Süßigkeiten und fettige Snacks

Aufgabe: Umkreise alles, was man weniger essen sollte in rot.

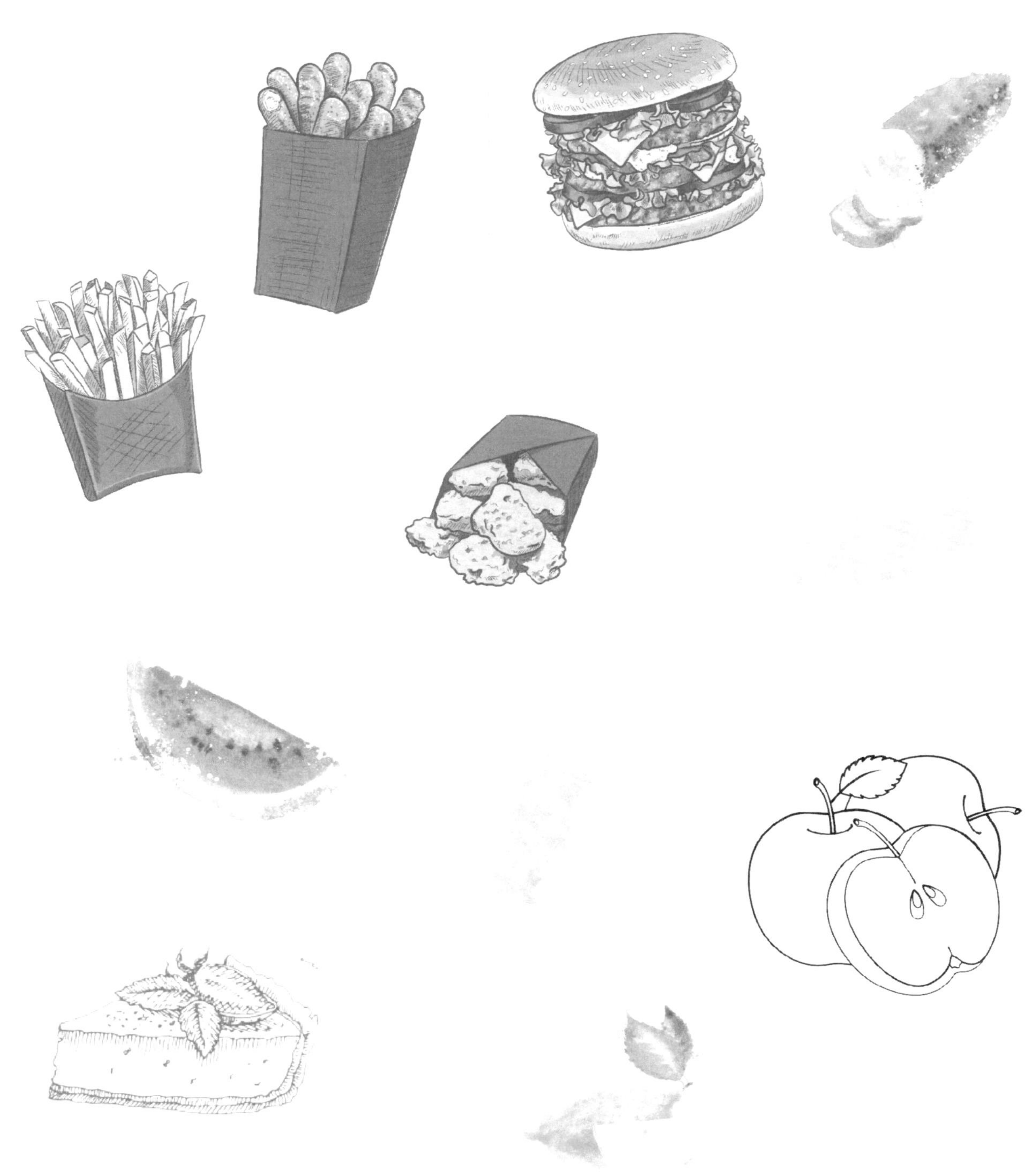

KOHL VERLAG Unsere Ernährung – Best.-Nr. 12 873

Name: ______________________________

Klasse: ______________________________

Süßigkeiten und fettige Snacks

Aufgabe: Verbinde.

gesunde Snacks	ungesunde Snacks

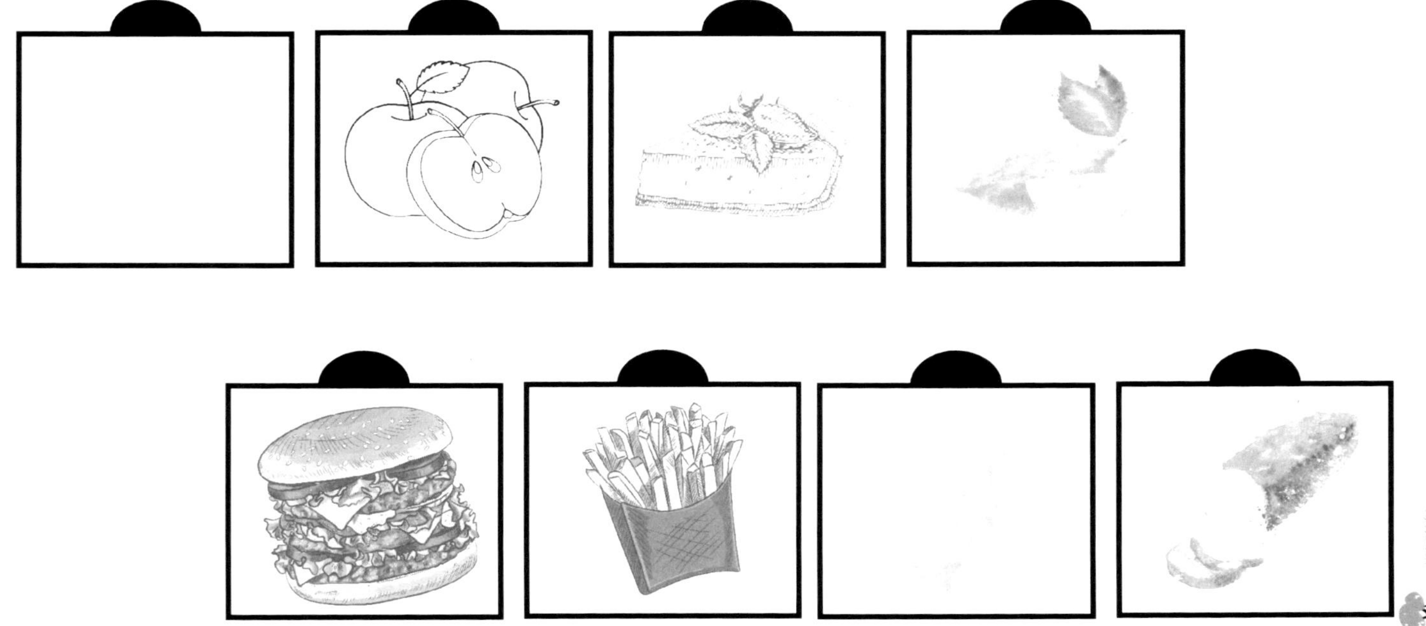

KOHL VERLAG Unsere Ernährung – Best.-Nr. 12 873

Name: ____________________

Klasse: ____________________

Süßigkeiten und fettige Snacks

Aufgabe: Lies den Text und fülle den Lückentext aus.

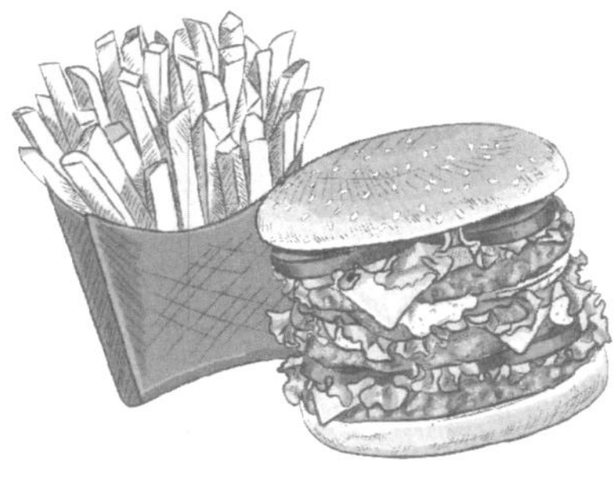

In Pommes, Burgern, Kuchen und Süßigkeiten sind meist sehr wenig Nährstoffe. Darum kann man diese Speisen als „Extra" bezeichnen, denn der Körper braucht sie nicht dringend. Leider schmecken sie aber so gut, dass man leicht mehr isst, als man sollte. Auch Müsliriegel sind eine Süßigkeit, obwohl sie nicht danach aussehen. Damit diese „Extras" gesunder wirken, wollen uns die Firmen, die die Produkte herstellen, glauben lassen, dass sie trotzdem gesund sind. So wird eine Milchkanne vorne aufgedruckt oder aber der Zusatz „mit Vitamin C". Auch wenn das auf der Verpackung steht, bleibt es trotzdem eine Süßigkeit.

Auch Kuchen und Plätzchen enthalten viel Zucker. Darum sollte man davon nicht zu viel essen.

Burger, Pommes und Süßigkeiten braucht der ______________ nicht dringend. Das kann man alles als „____________" bezeichnen. Viele Hersteller drucken auf die ________________ Motive, die uns glauben machen sollen, dass das Produkt ______________ ist. Trotzdem bleibt es eine ________________. Auch ____________________ sind Süßigkeiten. Diese ganzen „Extras" sollte man nur in Maßen essen, obwohl sie so ______________ schmecken.

Süßigkeit – Verpackungen – lecker – Körper – Müsliriegel – gesund – Extras

Name: ______________________________

Klasse: ______________________________

① ② ③

Was ich gegessen und getrunken habe

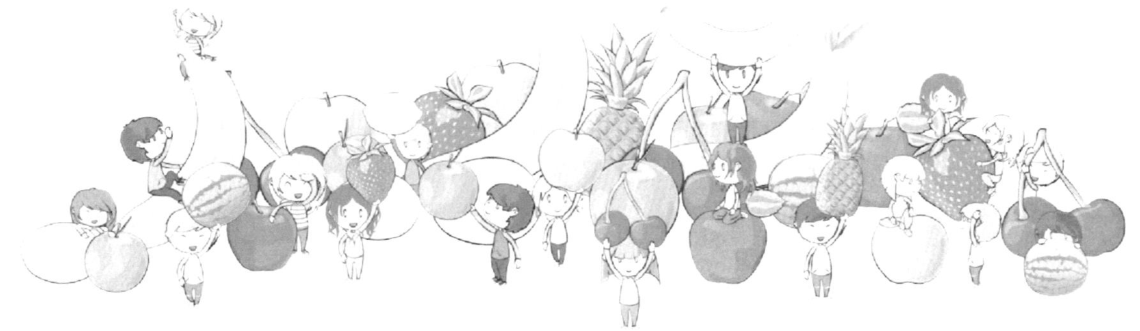

	Wasser, Obst und Gemüse	Brot, Nudeln, Getreide	Fette Snacks, Süßigkeiten
Montag			
Dienstag			
Mittwoch			
Donnerstag			
Freitag			
Samstag			
Sonntag			